KYOTO UNIVERSITY PRESS

櫻井芳雄

脳の情報表現を見る

学術選書 030
心の宇宙 6

京都大学学術出版会

脳の情報表現を見る◉目　次

脳の情報表現を見る

まえがき――心は見えるか

誰でもそうかもしれないが、子供の頃から心は不思議だと思ってきた。まず自由なことである。何を考えようと、何を望もうと、誰を好きになろうと、誰を憎もうと、たとえ実行すると支障があるようなことでも、心で思うだけなら自由である。二つめは眼に見えないことである。心の実在は誰でも確信できるが、誰の眼にも見えない。だからこそ心はさらに自由であり、私たちは何でも想像できるし、どのような思いも巡らすことができる。

しかし、二つめの特性、すなわち眼に見えないという特性は、絶対不変であろうか？ 心が存在していることは間違いなく、それを脳が生み出していることも間違いないのであれば、心は脳の活動に表れているはずである。そして、心を作り上げている個々の感覚、記憶、観念、感情、意図などを現代風に「情報」と呼ぶならば、心とは脳が表している情報であり、私たちは現在それを見る手段を持っていないがために、心が見えないだけなのかもしれない。

すなわち、脳が表現している情報をとらえることができれば、そして脳が情報を表現する方法を知ることができれば、心は実体として私たちの眼前に姿を現すはずである。それはきっと、自由な心を生み出すことを可能にしている自在で柔軟な姿に違いない。本書は、脳の情報表現を検出しようとする実験研究、特にニューロンとその回路網の活動を記録し解析する研究を中心におき、脳と心の関係について実証的に解説した本である。

筆者は、心が不思議だという気持ちが成長しても消えなかったため、大学で心理学を専攻した。しかし、行動の観察や理論的なモデル作成だけでは飽きたらず、脳が生み出している心の実体を直接眼にしたくて、神経細胞（ニューロン）の活動を記録するようになった。だからといって、医学部や理学部に行って実験したわけではなく、現在に至るまで心理学の研究室で設備と装置を作り実験を続けている。いつも機会があれば言っていることであるが、脳の研究に必要な最先端の実験技術は文系理系に関わりなく身に付けることが可能であり、要は問題意識と興味とやる気次第である。だから本書は理系向けでも文系向けでもない。

本書の前半は実験の話が中心であり、特に第3章と第4章では、実験の技術や、筆者のこれまでの研究成果について紹介している。実験の経験がない人達にもわかるように（ほとんどの人が経験していないであろうが）、できるだけ平易に書いたつもりであるが、それでも難解な箇所があったとしたら、それは筆者の力量不足でありご容赦いただきたい。第5章では、世界の脳科学にとって、そして筆者にとっても最新の研究テーマであるブレイン—マシン・インタフェースについて詳しく解説した。第6章以降の後半では、脳の情報表現とそれを支える神経回路網に関する話題をいくつか選び解説した。これらは実験とまったく無関係な人達にも気楽に読んでもらえると思う。

第1章 脳の情報表現をとらえるには

1 情報表現の場所と実体

脳の情報表現の実体を探す時、脳のどの部位が活動しているかという「機能局在」やその総体である「機能地図」を探すことと混同されることが多い。言うまでもなく、脳のどこが強く活動しているかということは、脳のどのあたりで情報が表現されているかを示しているにすぎず、情報の実体明示しているわけではない。現在、脳と心の関係を解明したいという研究者の多くが、そのような「場所探し」に従事しており、〜（機能）は脳の〜（部位）で行われているという話は次々と出てくる。特に最近は機能局在の研究が急激に増えているが、その最大の理由は、ヒトの脳活動を頭皮上から測定できる非侵襲的計測法の発展であろう。たしかにこれは画期的な研究法であり、中でもよく用いられる方法がｆＭＲＩ（機能的核磁気共鳴画像 functional Magnetic Resonance Imaging）とＮＩＲＳ（近赤外光血流計 Near Infrared Spectroscopy）である。もちろん、そのような研究も非常に大切であり、その積み重ねも脳の情報表現を解明する上で不可欠である。しかしそれは、情報表現により関わっているであろう場所を指摘しているだけであり、脳が表現する情報そのものを検出しているわけではない（図１）。

ちなみに、神経回路網の活動を見る上で、それらの非侵襲計測法はいくつか問題を抱えており、現時点では十分な注意が必要である。すでに渡邊正孝氏が『脳と思考』（サイエンス社）で詳しく述べておられるが、まず第一の問題は、非侵襲的計測法が測定している対象が脳の血流や物質代謝であり、神経回路の活動そのものではないことである。ニューロンには、次のニューロンの活動を高める興奮性ニューロンと、次のニューロンの活動を抑える抑制性ニューロンがあるが、それら興奮性と抑制性のニューロンが拮抗的に働き、神経回路はほとんど活動していない場合でも、そこでは酸素が消費され血流量が増大するため、ｆＭＲＩやＮＩＲＳでは高い活動が生じてしまうことがある。第二の大きな問題は、人間がある情報を表現している時、すなわちある課題を行っている時に得られるｆＭＲＩやＮＩＲＳの測定値は、たしかにその時の脳活動を表しているが、それは活動の絶対値ではなく、課題を行っていない時の脳活動と比較した相対値に過ぎないことである。よく論文や本では、脳の活性

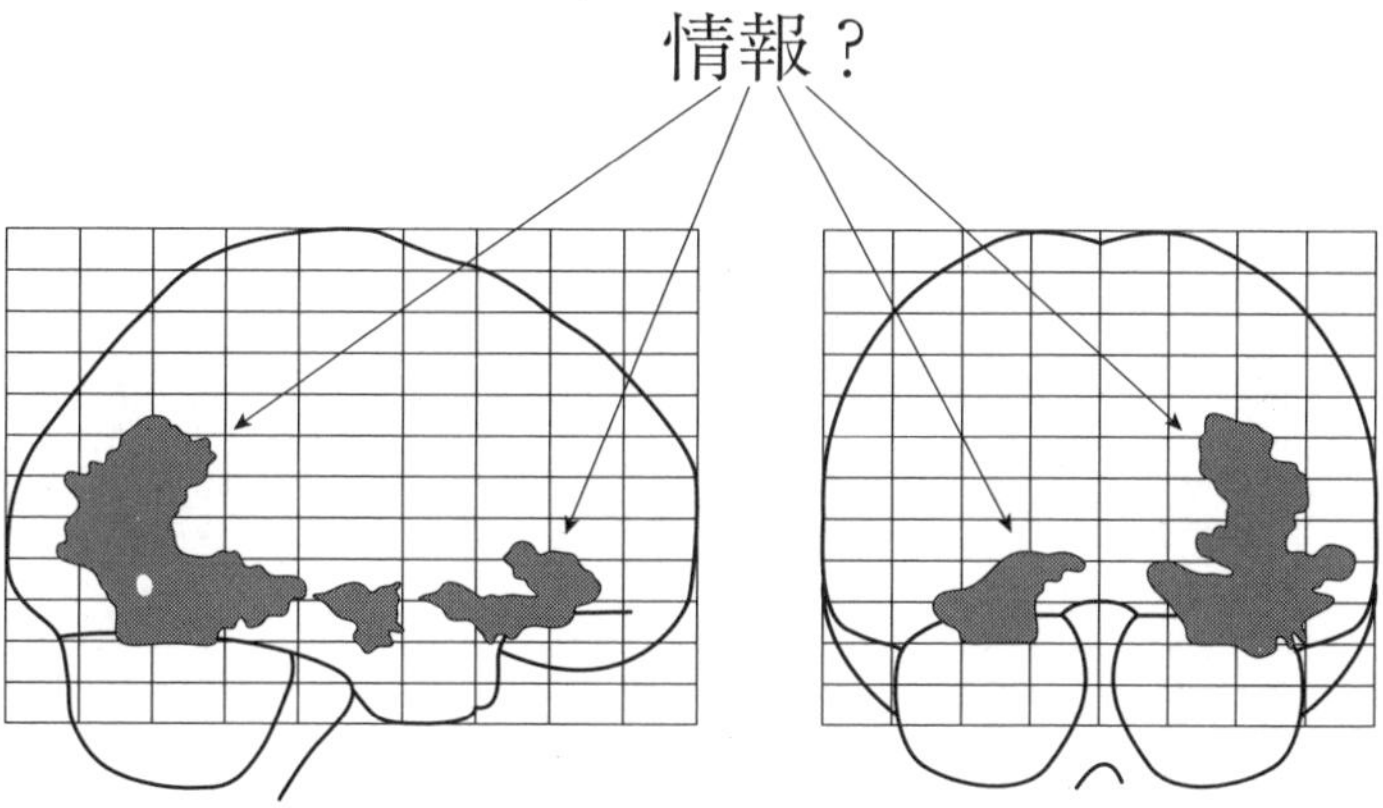

図 1 ●機能的核磁気共鳴画像（fMRI）による脳活動の計測例。左は脳を右横から見た図、右は正面から見た図であり、色を見ている時に活動する部位を示している。このデータは色の情報表現により関わっている場所を示しているだけであり、情報の実体を表してはいない。なお、濃い部分だけが活動しているように見えるが、実際にはそのように特定部分だけが活動しているわけではない。ゼキ（2002）より転載。

化部位が濃く表示されており、あたかもある課題を行っている時はその部位だけが活動しているかのような印象を与えるが、これは脳活動の実態を誤解させるものである。実際には脳はどのような時でも常に全体が活動しているのであり、例えば図1が示す活動部位とは、色を見ていない時と比べ、見ている時に相対的により強く活動している部位を示しているにすぎない。しかもそのような活動の違いを表す血流量の差は、せいぜい数パーセントであることが多い。脳の情報表現の場所を知る上で、これらの問題点も考慮しておくことは重要である。

心の実体を見るということは、脳のどこが活動するかを知ることではなく、脳の活動により表現される情報の実体を検出することであり、同時に脳が情報を表現する方法を知ることである。そして、脳の情報伝達と情報処理を担う存在が、ニューロンとそれが縦横無尽につながった神経回路網である以上、それらニューロンの活動を多数かつ同時に記録し解析することこそ、情報表現の実体を検出する唯一の方法と言える。そのためには、第3章で述べるように、きわめて高度な実験技術が必要である。残念ながら現在の実験技術はまだまだ発展途上であり、脳の情報表現の実体を確実にとらえ眼の前に見せてくれるまでには到っていない。技術開発を進めながらさまざまな実験を繰り返し、部分的な状況証拠を積み重ねているというのが現状であり、今後、多くの斬新な実験方法が考案される必要がある。しかし、測定対象が神経回路網とそれを構成するニューロンの活動であることだけは変わらないであろう。

2 鶏口となるべし

脳の情報表現を実験的に検出する試みは、ここ二〇年ほどの間に徐々に広まってきた新しくチャレンジングな研究である。しかし、心に関する問題意識から脳の情報をとらえようとする実験を計画したり、心と脳を結びつけるような視点でニューロン活動を解析することに対し、特に年配の研究者の中には抵抗を示す人達もいる。時期尚早ということであるらしい。そのような人達は、脳が心を生み出していることは認めるものの、心という複雑で難解な現象を研究対象とするのはまだだいぶ先のことであり、脳に関しても神経回路に関してもまず基礎的な問題だけを見据え実験事実を出していくことが重要であると考えている。そして、そのような基礎的な知見を積み上げていきさえすれば、おのずと心の実体も眼に見えてくるはずであるから、今無理をして心について考えても意味がないと思っている。しかしこれは還元主義と表裏一体の単純なボトムアップ主義であり、楽観的すぎる姿勢である。脳と心の関係は、いつかおのずと姿を現してくれるような単純なものではない。心を生みだす脳について研究をするのなら、たとえどんなに基礎的な実験をしていようと、常に心について問題意識を持ち、脳の情報表現に関する仮説を構築しながら実験することが必要である。ひたむきなボトムアップだけでなく、自由なトップダウンの発想も必要不可欠であり、またそうすることにより、何よりも肝心な研究への意欲も高まるはずである。

しかしながら、脳と心を結ぼうとする若くチャレンジングな研究者にとって、情報表現の研究などまだまだ早いと断言する保守的で古い研究者に邪魔されながら、斬新な実験を進めることはけっして容易ではない。特に国内の研究室は強いタテ社会であることが多く、研究室の教授がそこの学生の仲人までして公私にわたり支配するような異様な世界である。中には研究室の学生に、自分が外で酒を飲む際の送り迎えをさせたり、自分の子供の家庭教師を無償で行わせたり、自分のペットの世話をさせたりする教授もいるらしい。そこで若い研究者は、ボスに保護されながら飼われているような状況を脱し、古く封建的な研究室を飛び出し、どんなにささやかでも自分の実験室を持つことが必要となる。まさしく「青年は荒野をめざす」であり（かなり古い）、「連帯を求め孤立を恐れず」であり（もっと古い）、「鶏口となるも牛後となるなかれ」である（さらにずっと古い）。あるいは、そこに一年もいればサルでも論文が出せると言われている国内外の有名な研究室の一員になることばかり考えていてはいけないということである。自分がしたい実験をするためには、実験室の作り方を知り、高度な実験技術を持つことが絶対的に必要となるが、それらについては第三章で詳しく解説する。ちなみ筆者もかつては荒野をめざした。そして、たしかにそこは果てしない荒野であったし、それは現在も続いている。結局鶏口にさえなれず現在に到っている。それでも研究を苦しいと思ったこと一度もなく、実験室にいる時間が最も楽しいと感じるのは、古い封建的世界を避けてきたからであろう。

3 教科書よりも実験事実

最初に述べたように、心は自由であり、たやすく柔軟に変化する。ということは、脳の情報表現も自由度が高く柔軟であり、それを支える神経回路網の構造と機能も柔軟なはずである。しかし脳の教科書を開き神経回路網の構造と働きについて見てみると、その柔軟性を表す可塑性についてもある程度取り上げられているが、まるで電子回路の配線図やコンピュータ・プログラムのフローチャートのような結合図が多いことに気づくであろう（図2）。たしかに脳を高度な情報処理装置としてとらえれば、電子回路やコンピュータとのアナロジーで記述されても当然であろうが、そのような固い回路網や情報の流れと、心という自由で柔軟な情報表現を結びつけることはきわめて不自然である。事実、そのような教科書に書かれてきた固い神経回路は、新しい実験事実により次々書き換えられている。もし世界の脳研究者が健全であり、古い権威主義を越えて進むのであれば、脳の教科書は今後もより柔軟な内容へと改訂を続けるはずである。

例えば、脳科学だけでなく心理学の教科書にも必ず書かれてきた一次視覚野ニューロンの個性とその働き、つまり、特定の傾きを持つ線分に対してのみ活動するニューロンが柱（コラム）状に規則的に並び、それが視覚刺激の特徴を抽出し選別するフィルターとして働くという、いかにも電子回路め

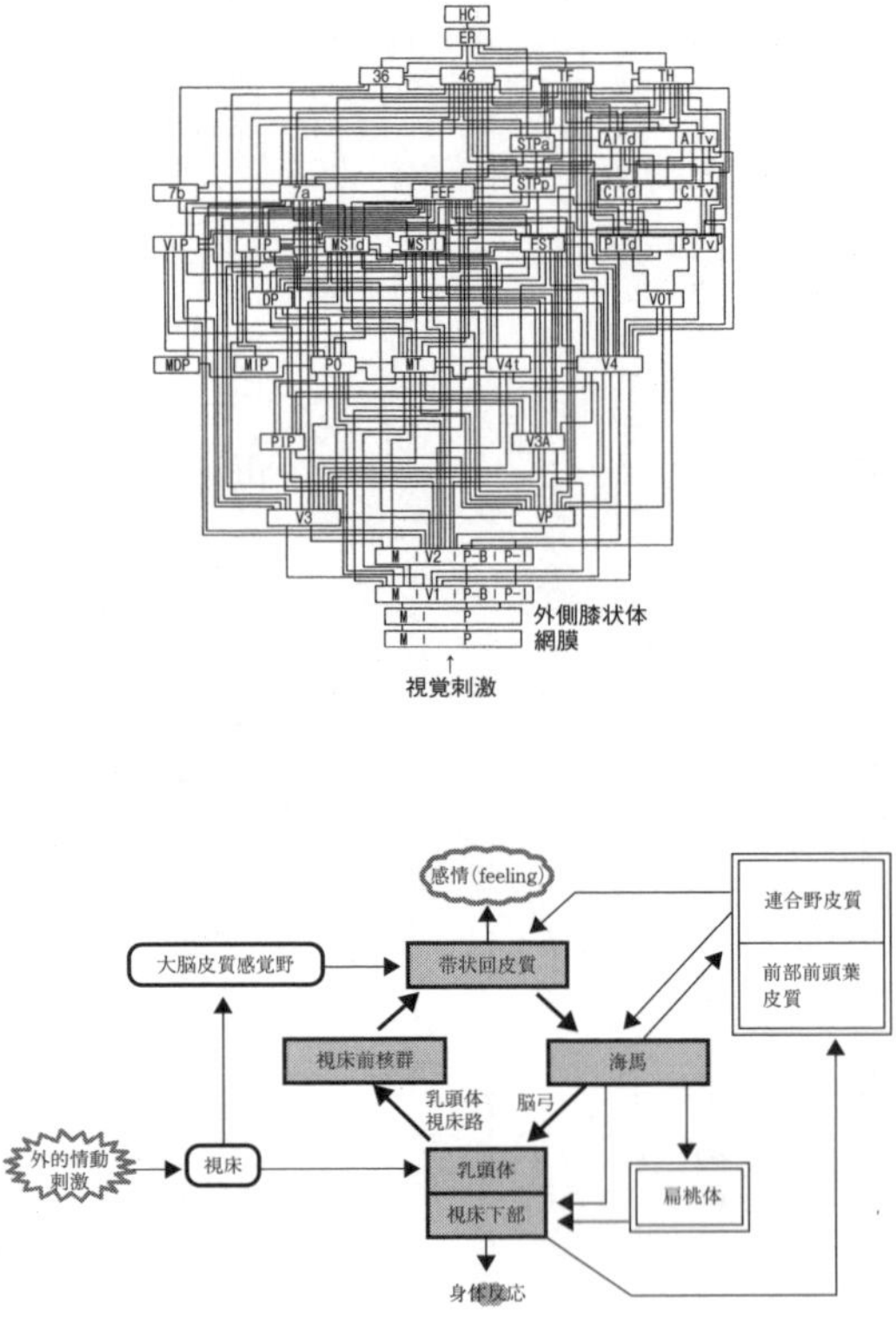

図2●機械のような神経回路の配線図。上はサルの視覚関連部位間の詳細な結合図。記号は各部位の略称である。Felleman and Van Essen（1991）を改変。下は記憶と情動にに関わるとされるマクロな仮想的結合図。森寿・他（2000）より転載。いずれにおいても実際の回路網はこのように固定されておらず、機能的な結合は他にも多数存在し、それら全てが柔軟に変わり得る。

いた固い脳をイメージさせる説は、最近報告されているいくつもの実験事実により修正が必要となっている。一次視覚野内には、複数の傾きに応答したり、応答する線分の傾きが短時間の間に変化してしまうニューロンもあるという。また一次視覚野のニューロンは、もともと線分以外の視覚刺激にも応答するのであるが、そのような活動は、かつて行われた実験のように動物に麻酔をかけてしまうと現れなくなるという。また日本の杉田陽一博士は、刺激を見る際の補填《ほてん》、すなわち障害物の後ろに隠れた刺激を存在するものとして知覚するという高次な働きを、一次視覚野のニューロンが担っていることを世界で初めて示した。さらに、一次視覚野のニューロンの配列も規則的なコラム状ではなく、もっと入り組んだ形をしていることが最新の測定技術により明らかになっている。さらにヒトの一次視覚野では、同じ視覚刺激に対する注意の仕方が変化すると活動する部位も変化するという。つまり一次視覚野は、特定の傾きを持つ線分に応答するニューロンという、いわば固定された選別フィルターの規則的な集合などではなく、より柔軟で複雑な構造と働きを持っているのである。しかし一次視覚野の役割を、従来の固定的なフィルターから柔軟な処理装置へと転換することは、いったん教科書に書かれた定説に逆らうことであったため、新しい事実の発見が相次いだにも関わらずなかなか進まなかった。それでも最近になってようやく、新しい記述がいくつかの教科書に載るようになってきたようである。

教科書に必ず載ってきた定説がくつがえされた他の例として、体性感覚野でのコラム構造と機能地図を挙げることができる。触覚を担う体性感覚野のニューロンは、皮膚上の触覚受容器ときれいに一対一に対応しており、しかも同じ受容器を担当するニューロンはコラム状に集まり、それが体性感覚野上に規則的に配列されているという説である。いかにも整然とした機械のような脳のイメージである。しかし最近の研究から、体性感覚野のニューロンと触覚受容器は一対一ではなくより複雑な形で対応しており、コラム状に集合することもなく、整然と規則的に配列していることもないという。またこの場合も一次視覚野と同様に、古い説を導いた実験は動物を麻酔して行っていたが、麻酔をかけず覚醒し行動する動物を用いて実験すると、体性感覚野のニューロンは単に触覚を受動的に処理するのではなく、自ら刺激に触れた場合だけ活動するというような、能動的で高次な情報処理も行っていることがわかってきた。このような新しい事実を次々と発見した日本の岩村吉晃博士は、それらの実験結果をいくつもの論文にし、国際的な学術雑誌に載せるため出版社や学会に送ったが、教科書に書かれている定説に反するという理由でなかなか載せてくれなかったという。

これら誤った定説の元となっている実験について見てみると、かつての脳研究は、動物に麻酔をかけおとなしくさせ、刺激もできるだけ簡単なものを与えていたことがわかる。つまりできるだけ統制された単純な事態を作り実験していた。私達の日常のような複雑な事態におかれた脳についていきなり調べようとしても、実験技術やデータ解析の点から無理があるため、あえて単純化した実験事態を作るべきだと古い研究者達は言い、現在でもそう主張する研究者は少なくない。そして、きわめて単純化した実験から得られた部分的な結果から、単純で規則的な回路網の構造と機能を考えてきたのである。しかし驚くことに、そのような故意に単純化した事態から得られた結論を、麻酔などかかっていない、しかも複雑な刺激に絶えずさらされている、ふだんの日常的な脳の働きについてもそのまま当てはめてしまうことが多いのである。なんとも無茶な話であるが、単純性と規則性に基づく回路網と脳のイメージは誰にでもわかり受け入れやすいため、たちまち教科書に載り定説となっていったのであろう。

言うまでもなく、単純化は単純化にすぎない。複雑な神経回路網が実現している複雑な働きを、麻酔でわざわざ押さえつけ、日常的には経験しないような単純な刺激だけを与え続けても、それは基礎の解明にはならず、無理に単純化された不自然な脳を調べているだけである。そのような実験に基づく誤った定説と、それに基づく固い回路網のイメージは、現実の脳と回路網の実態、すなわち、自由な心を担う情報表現を実現する柔軟なその姿をとらえ解明していく上で、今後も訂正され続けなければならない。現在の脳の教科書は、多くの仮説を含む暫定的な内容であると考えねばならない。その内容が新しい実験事実と合わないことがあっても、間違っているのは実験事実ではなく、教科書の方であると考えることが必要であり、脳はまだまだ謎に包まれた未知な実体であることを理解しておくべきである。

第2章 ニューロン活動と情報表現

1 ニューロンとは何か

神経回路網の活動を見ることはニューロン活動を見ることである。神経回路網の主な構成要素は、脳脊髄液、グリア細胞、ニューロンであるが、ニューロンは信号を伝えるため特殊に分化した細胞であり（図3）、その活動が神経回路網の活動としてとらえられるからである。そこでまずはじめに、その形態と活動の特性について簡単に述べておく。

ニューロンはその本体部分である細胞体以外に、他のニューロンへ信号を送るための軸索と、他の

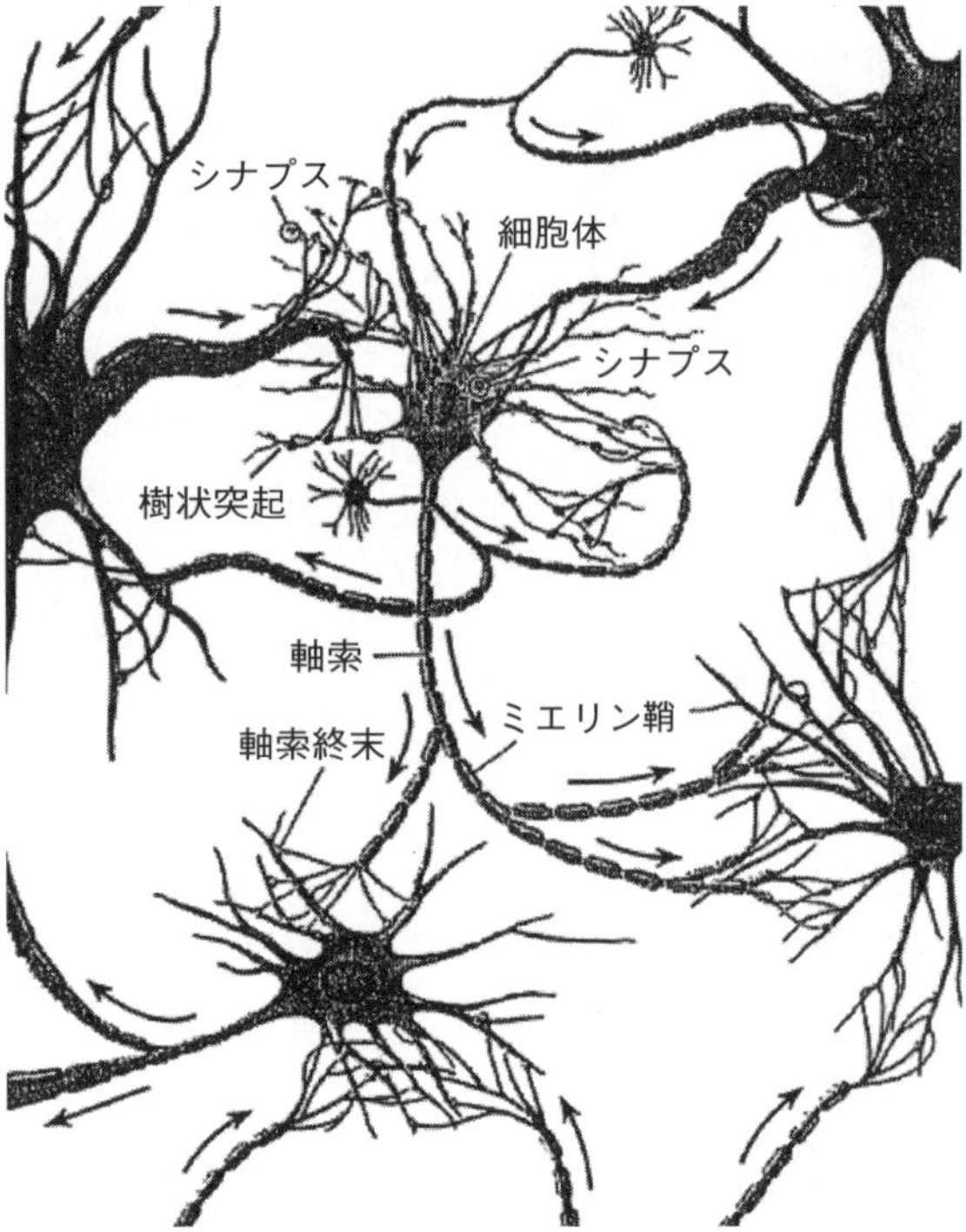

図3●ニューロンとシナプスによる神経回路網。Carlson (1998) を改変。

ニューロンから信号を受け取るための樹状突起を持つ。細胞体一つにつき樹状突起は多数あるが、軸索は通常一本だけであり、ふつうは樹状突起よりも長く、特に鞘（ミエリン鞘）を持つ場合はより速い信号の伝達が可能となっている。軸索は先端で細かく枝分かれし、それぞれの末端部（軸索終末）で他のニューロンの樹状突起や細胞体へとつながるが、その接点はほんのわずか離れており、そこをシナプスと呼ぶ。これらの形態や構造を見ると、いかにも信号を送受信するための細胞、つまり情報処理の基本素子という感じがする。ニューロンの形態は脳の部位ごとに違い、いくつもの種類に細かく分けることも可能であるが、このような基本構造はほぼ共通と考えてよい。

ニューロンの細胞体は、他のニューロンからの信号をシナプスを介して受け取ると、普段はマイナスであるその内部電位（膜電位）が一時的に少しだけプラス側へと変動する。シナプスからの入力信号が短時間の間に多数到達することで、このプラス側への変動がある大きさ（閾値）以上になると、きわめて短い時間だけ（約一ミリ秒間）内部電位がゼロあるいはプラスへと変化する。この一過性の電位変化をスパイクや発火などと呼び、ニューロンの活動として測定する。ニューロン活動とは、発火するかしないか、つまり一定の大きさと形を持つスパイクを出すか出さないかであり、デジタル信号の発生に近いと言える。スパイクは、大きさをあまり変化させず軸索上を伝わっていき、軸索終末、すなわち次のニューロンへとつながるシナプスに到達すると、その内部にあるシナプス小胞から神経伝達物質という化学物質を放出し、それが次のニューロンへの入力信号となる。

このような記述は神経科学のほとんどの教科書に見られるが、最近の研究により、ニューロンは信号を一方向に伝えるための単純な素子ではけっしてなく、その活動には驚くべき複雑性と柔軟性を備えていることもわかってきた。まず、シナプスには次のニューロンの活動を促すもの（興奮性）だけではなく、逆に活動させにくくさせるもの（抑制性）もあり、この興奮性シナプスと抑制性シナプスの組み合わせにより、バランスのとれた複雑な信号伝達が可能となっている。興奮性か抑制性かは、主にシナプスで放出される神経伝達物質の種類によるが、その物質はニューロンごとに決まっていると考えられたこともあった（デールの原理）。しかし最近その原理はほぼ否定されており、同一のニューロンが異なる伝達物質を放出することが確実であり、次のニューロンへの作用時間が異なる複数の物質が、同じ軸索終末部内の同じ小胞から出されることも明らかになっている。単一のシナプスを介した信号伝達でさえ、複雑に制御可能であることがわかったのである。また、細胞体で発生したスパイクは軸索上を終末に向かい伝搬していくと先に述べたが、これが樹状突起方向へも伝わるという逆方向伝搬（back propagation）の事実も最近明らかになった。それは、樹状突起上でもスパイクが発生することであり（dendritic spike）、一つのニューロンの複数ヶ所でスパイクが発生し異なる方向へ伝わることを意味する。さらには、スパイクが次のニューロンへ作用するシナプスには、神経伝達物質を介した従来の化学的シナプスだけではなく、電気的にほぼ接合し、スパイクがきわめて高速に次のニューロンへ伝搬する電気的シナプス（gap junction）もあることが確実となった。こうなると単一のニューロンは、もはや信号伝達の素子とは言えず、一種の信号処理装置つまりプロセッサーに相当すると言える。

しかも、シナプスを介して伝達物質つまり信号を受け取る細胞体の膜電位は、短時間に多くの信号を受け取ると、その後長時間にわたり信号への感受性を変えることが（long-term potentiation）だいぶ前にわかっている。さらに、入力信号によりスパイクを発生させることで信号伝達に寄与したシナプスはより信号を伝えやすくなり、信号伝達に寄与しないシナプスは弱体化したり消えるというメカニズムもある（シナプス競合）。これらは全て一種のメモリー機能である。つまりニューロンは、一つ一つがメモリー機能を備えたプロセッサーと言っても過言ではない。このように単体としても複雑で優れた性能を持つニューロンが千億以上集まり、その一つ一つが他の数千から一万のニューロンとシナプスを介して接続することで膨大な回路網を形成している姿が脳の実態である。心につながる機能的な単位、すなわち脳内で表現される情報は、この回路網の中の何らかの活動に現れているはずである。

2 ニューロンが作る神経回路網

ニューロンがつながった神経回路網は、脳全体で見るとてつもなく膨大で緻密である。先に述べたように、数千から一万ものシナプス、つまり他のニューロンからの信号入力部を持つニューロンが、人間の脳では一千億以上もある。単純に計算しても、そこには一千億×一万、すなわち一千兆（10^{15}）近い接続をもつ回路網が存在している。脳のほんの一部、例えば表面の大脳新皮質の一ミリメートル四方にさえ、一〇万個以上のニューロンがあり、そこでの樹状突起と軸索の長さの合計は一〇キロメートルにも及び、さらにシナプスによる接続部は一〇億程度になることを考えれば、脳というものが、ニューロンを素子とした集積回路が集まった膨大な超集積回路であることがわかる。

脳の教科書や解説書の中には、わかりやすくするため、あえて単純化したニューロンや回路網の図を載せるものもある。それはまるで電子回路の設計図のようであり、たしかにわかりやすい。そのような図を見ると、よし、それなら自分がその働きを解明してやろう、という意欲もかき立てられるかもしれない。しかし、実際の脳の回路網は超複雑であり、かなり手強そうである。思わずひるんでしまい、解明する気も失せてしまうかもしれないが、その複雑さを正しく実感しておくことは、脳の真の働き方を探る上できわめて重要である。

3 ニューロンは集団で協調して働く

ニューロンの活動は直接測定することができる。先端の太さが一ミクロン～五〇ミクロン程度の細い電極を脳に刺し、ニューロンの近傍まで近づけ、その電気信号を測定する方法である。これを細胞外記録法（extracellular recording）と呼ぶ。ニューロンの近くで測定するよりも、その内部に電極を刺した方がより正確に活動を測定できるが（細胞内記録法 intracellular recording）、刺されてしばらくするとニューロンは死んでしまうため、長時間に渡り記録することはできない。脳の情報表現を調べるためには、実際に情報処理をしている脳、すなわち麻酔がかかっておらず覚醒し行動している動物の脳からニューロン活動を記録する必要があるため、短時間でニューロンが死んでしまう細胞内記録法は使えない。なお脳は痛覚が無いため、無麻酔で電極を刺しても痛むことはない。

この方法で多くのニューロンの活動を記録すると、その動物が何かを感じたり行動したりしている時、特定の刺激や運動などの事象に対し選択的に強く活動するニューロンがよく見つかる。どのような事象に対し最も強く活動するかは、ニューロンごとに異なっており、その意味でニューロンはさまざまな個性的な活動を示すと言える。ここから、あらゆる事象はそれに選択性を示す特定のニューロンにより表現されるという「単一ニューロン主義」が提唱されたこともあった。これは「認識細胞仮説」や「おばあさん細胞仮説」などとも言われる。しかし単一ニューロン主義には多くの問題がある（詳しくは拙著『考える細胞ニューロン』を参照）。主な問題点を簡単に挙げると、まずニューロンは高性能であるが弱い。細胞であるニューロンは個体の寿命前に死ぬことも多い。あらかじめ遺伝的に組み込まれた細胞死（アポトーシス）から、回路網形成に伴う競合の結果としての死、あるいは老化による死など、その理由は様々であるが、とにかく一日あたり数千から数万のオーダーで死滅するという弱さを持つ。そのような個々のニューロンを情報表現の単位とすることは何とも危い。またニューロンの信号伝達速度は遅い。スパイクが伝わる速度は、鞘という特殊な構造を持たない軸索上では毎秒数メートル、鞘を持つ軸索上でもせいぜい毎秒百メートル程度である。これは電気信号の速度と比べると数百万分の一のオーダーであり、途方もなく遅い。にもかかわらず、反応時間測定などの心理実験から明らかなように、脳は刺激入力→認識→判断→運動出力というプロセスを、時として百ミリ秒以下で実行し得る。個々のニューロンによる情報表現では、脳全体にまたがるこの速い情報の伝達を説明できない。さらに、ニューロン活動はきわめて不安定であり、一般の記録実験では、加算ヒストグラムという形、つまり同じ手続きを数回から数十回繰り返した際の活動の加算平均によりデータを表すことが普通である。加算平均を必要とするほど不安定なニューロンの活動が、単独で情報を表現できるとはとても考えられない。

さらに単一ニューロン主義については、実験的観点から、次のような問題点もよく指摘される。まず、一つのニューロンのスパイクは次のニューロンの細胞体に極めて小さい電位変化しか起こし得ず、単独ではほとんど無力である。つまり、単一ニューロンの活動がそれだけで情報を表現していたとしても、それは次には十分伝わらず無意味となる。また、実験場面で恣意的に選んだいくつかの刺激でさえ、一つのニューロンがそれらのうちの複数に対し活動することも多い。これは、ニューロンの個性である選択的活動というものが、唯一の情報のみを表現できるほどシャープでないことを意味する。また理論的にも、以下の問題点を容易に思いつく。まず、ほとんどの事象は、さらに細かい無数の事象に分解できるし、また、事象の組合せにより、新たな事象をいくらでも生み出し得るが（おばあさん→洋服を着たおばあさん→洋服を着て笑っているおばあさん→……）、有限な数のニューロンでこの膨大な数の事象に対応することはきわめて難しい（組み合わせ爆発の問題）。また、情報間の連合、分離、類似度、構造等を、個々のニューロンの活動で表現することも難しい。

これらのことから、単一ではなく複数のニューロンが集団で協調しながら働くことにより情報を表現するという、集団的・協調的な情報表現の方式を考えざるを得ない。ただし、ここでの集団という言葉は、個々のニューロンが無個性で均質であり、集団となって始めて意味を持つ、ということではない。ニューロンがそれぞれ個性的であることはすでにわかっている。それら個性の集まりと協調が、特定の情報を表現するということである。たしかに、協調的なニューロン集団が情報を表現していることを示す実験事実が、最近次々と報告されている。例えば、サルの側頭葉TE野において柱（コラム）状に集まったニューロン集団が図形や顔を表現すること（視覚アルファベット）、あるいは、サルの運動野の多数ニューロンの協調的活動が運動の方向と強さを表現していること（ポピュレーション・ベクトル）などである（詳しくは前掲の拙著を参照）。これらのことから、ニューロンが何らかの集団を作り情報を表現していることは間違いない。それでは、そのような集団はどのようにして形成され、どのように協調して働くのであろうか？　またニューロン集団の活動は、実験的にはどのように検出可能なのであろうか？

4　協調を作る活動相関

情報表現を担う協調的なニューロン集団が、あらかじめ特定の構造的つながりを持っているとは考えられない。どのような情報表現が必要となるかは、あらかじめ予測できないし、必要となってから構造を作っていてはとうてい間に合わないからである。そもそも、あらかじめ固定された構造的つながりにのみ基づいていては、自由で柔軟で迅速な情報表現は不可能である。先に述べたように、脳は全体で千億×数千という膨大な組み合わせを持つ回路網の集合体である。となると、構造的な繋がりはすでにそのように膨大かつ多様に用意されており、その中から特定のルートを働かせ信号を伝えることにより、特定の集団が一時的に形成されると考えるべきであろう。そのような一時的なルートの選択を、ニューロン間の「機能的」結合と呼ぶ。そしてニューロンの機能、つまり働きは、スパイクという活動で実現されている以上、機能的結合＝活動の相関として理解してよい。情報を表現するニューロン集団は、ニューロン間の機能的結合、つまりニューロン間の活動相関により形成されているのである。この場合の相関とは、完全な同期から、一定の時間的ずれまでを広範に意味しており、とにかく何らかの時間的な相互関係を持つニューロン間の活動と考える。たしかに動物が何か情報を表現している時、複数のニューロン同士が、表現されている情報に対応して活動相関を示すという直接的なデータも、最近次々と報告されている（詳しくは前掲の拙著を参照）。また表現される情報は、単なる刺激や運動だけにとどまらず、記憶課題の種類など、より高次で複雑な情報も表現され得ることもわかってきた。さらにまたそのような活動相関は、刺激の提示後数ミリから数十ミリ秒という、極めて短時間の間に生じ変化することもわかった。このようなことから、情報は複数ニューロン間の活動相関で表現され、それは短時間で刻々と変化していく極めてダイナミックなプロセスであると言える。

5 セル・アセンブリ仮説

脳内で表現される様々な情報に対応してニューロン間に活動相関が生じ、さらにそれが極めて短時間で変化していくということは、機能的結合が表現すべき情報に合わせ次々と生じ変化していくということである。それは、特定のニューロン集団が特定の情報表現のため次々と形成されていくことを意味するが、そのような柔軟な機能的ニューロン集団は、心理学者D・O・ヘッブ博士が半世紀以上前に著した『*The Organization of Behavior*』で仮説的に述べているセル・アセンブリそのものである（図4）。一九四〇年代という、まだニューロン活動の記録も始まっていない頃、心理学実験だけから提唱されたこの仮説が、現在の脳研究にとって大きな意味を持ち始めたことは興味深い。驚くべきことに、一九四九年刊行のこの『*The Organization of Behavior*』が二〇〇二年にLawrence Erlbaum社から復刻された。実験科学に関する書籍が、半世紀以上を経て大手の出版社から復刻されることは、きわめて珍しい。セル・アセンブリ仮説が現在世界中の研究者から注目され始めていることを示しているのであろう。ちなみにセル・アセンブリの日本語訳は「細胞集成体」である。固いイメージが伴う「回路」や、同質の寄せ集めを思わせる「集団」という用語と異なり、その本質を示す見事な訳語である。しかし、「集成体」という用語自体が一般になじみが薄いため、最近はカタカナでそのままセル・アセ

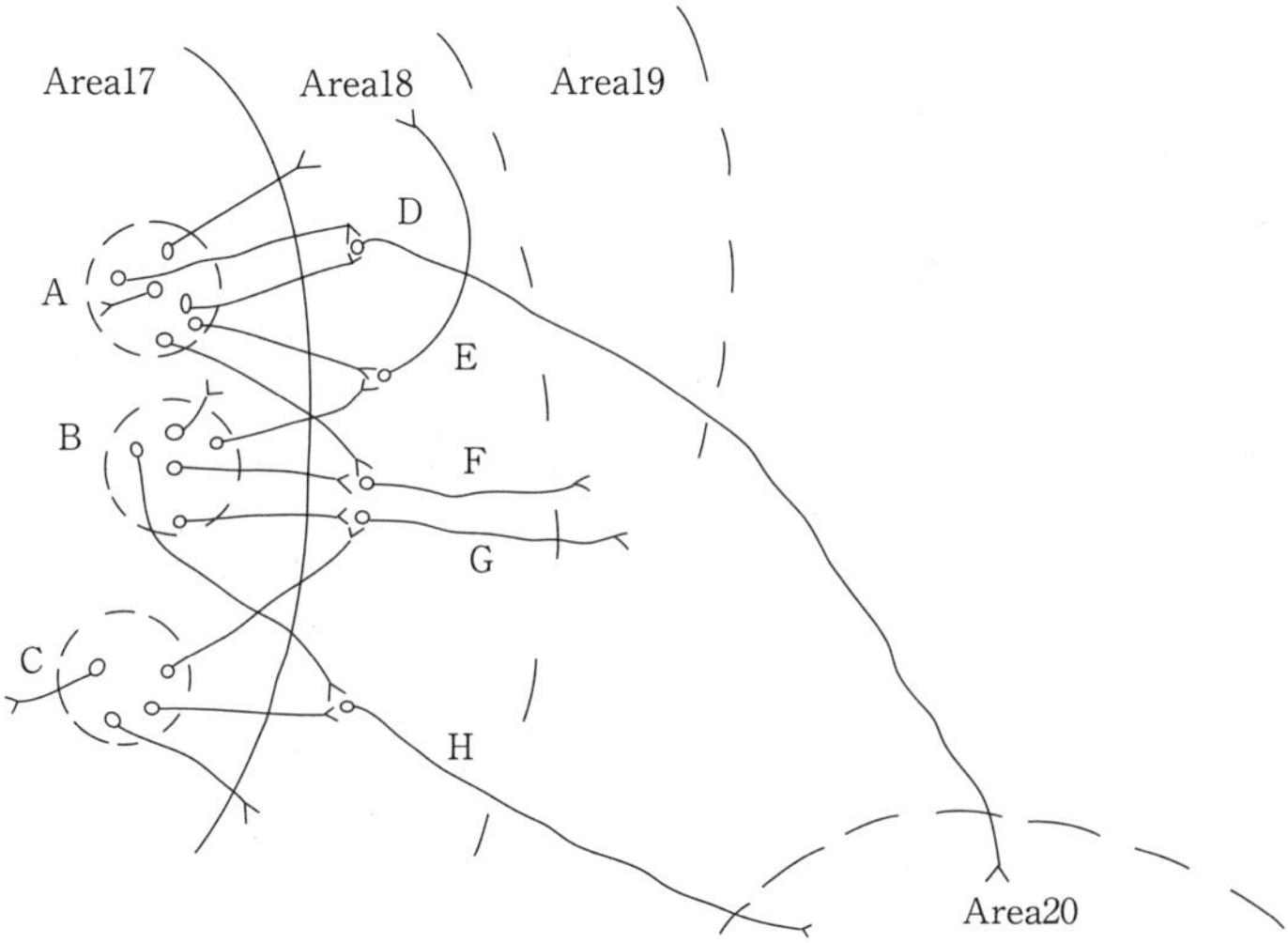

図4●ヘッブ博士によるセル・アセンブリの概念図。視覚野と連合野について書かれている。Hebb（1949）より転載。

ンブリと記す傾向が強い。

ヘッブ博士が提起したオリジナルのセル・アセンブリ仮説については、すでに他で解説しており、詳しくはそれも参照していただきたい。問題意識の出発は、脳における知覚の体制化であった。例えば、いろいろな形や大きさを持つ三角形は、網膜上を刺激する点がそれぞれ違うにも関わらず、どうして一つの「三角形」というカテゴリーにまとめて知覚されるのか、という心理学的問題である。ヘッブ博士は、ロレンテ・デ・ノウ博士が当時発見した神経系におけるフィードバック回路の存在をヒントとして、この知覚の体制化を説明できる見事な仮説を構築したが、その中心が、同時に活動するニューロン間の機能的シナプス結合が強化されることで作られていく機能的なニューロン集団、すなわちセル・アセンブリであった。そしてこのような機能的なニューロン集団こそ、脳内で情報を表現する単位であり、それが働いているために、複数の異なる刺激に基づく知覚や記憶の体制化、断片的な刺激に基づく全体像の知覚、記憶の再生や再認、さらには、外的な刺激を必要としないイメージ形成や思考などが可能となると考えたのである。

このようにセル・アセンブリは、ニューロン集団という実体として仮定されたものであるが、その直接的な測定となると当時の技術ではまったく不可能であった。そのため、仮説提唱後の長きにわたり、感覚遮断や静止網膜像など、行動を対象とした心理実験の結果を説明するための構成概念として主に活用されてきた。そして脳を研究する神経科学者の多くは、たとえセル・アセンブリ仮説を知識として知っていても、自らの研究に反映させようとはせず、一部では「心理学者の妄想」などと蔑視すらしていた。しかし一九八〇年頃から、脳の情報表現という問題が神経科学のテーマとして登場した際、まず先の単一ニューロン仮説（認識細胞仮説）などという単純な説が広まってしまった。皮肉なことに、この単一ニューロン仮説の登場により、その粗末さに少しずつ気づいた研究者が次第にセル・アセンブリ仮説に注目し始めたのである。

当然のことながら、半世紀前に考えられたヘッブ博士のオリジナルなセル・アセンブリ仮説には、いくつかの修正が必要であることも次第にわかってきた。特に、活動状態すなわち発火頻度が共に上昇するニューロンがセル・アセンブリを形成するというオリジナルの考えには修正が必要である。それは、異なるセル・アセンブリを構成するニューロンが少しでも重複し、それら複数のアセンブリが同時に働いた場合、どのニューロンがどのセル・アセンブリに属するのか区別できなくなってしまうからである（superposition catastrophe）。そこで発火頻度ではなく、発火の同期すなわち時間的な相関を持つニューロン同士が、セル・アセンブリを構成すると考えなければならない。一九九〇年頃から知られるようになったニューロン間の同期的あるいは振動的な発火（synchronization, oscillation）なども、このような時間的相関に基づくセル・アセンブリを表すものと言われている。

現在、セル・アセンブリについて最大公約数的にまとめるならば以下のようになる。それは、協調的な活動により随時形成される機能的なニューロン集団であり、アセンブリを構成するニューロン同士は、時間的に相関した活動、たとえば同期的な活動を示す。個々のニューロンは異なる複数のセル・アセンブリに重複して参加し、なおかつ必要な情報表現に応じてアセンブリ内やアセンブリ間の機能的結合を変化させ、大小の機能的集団を随時形成する。同じ性質のニューロンが単に集まるだけの量作用説（mass action）とは異なり、集団内の個々のニューロンもある程度の個性を持ち、しかもその個性は随時変更可能である。セル・アセンブリを構成するニューロンをつなぐシナプス強度の増減は、ヘッブ則（Hebb rule）、つまりシナプス前ニューロンと後ニューロンの活動相関により制御される。

第3章 実験のストラテジーと技術

1 セル・アセンブリ検証のストラテジー

セル・アセンブリという、機能的な結合に基づく柔軟なニューロン集団をそのまま検出することは、現在でもきわめて難しい。しかしその特徴を部分的にでも示せれば、セル・アセンブリの存在を示唆し、その実態に迫ることができる。セル・アセンブリの主な特徴は二つある（図5）。異なるアセンブリ間でのニューロンの重複（neurons overlapping）と、情報の違いに応じた機能的シナプス結合の動的変化（connection dynamics）である。前者については、もし互いに重複しないセル・アセンブリが情

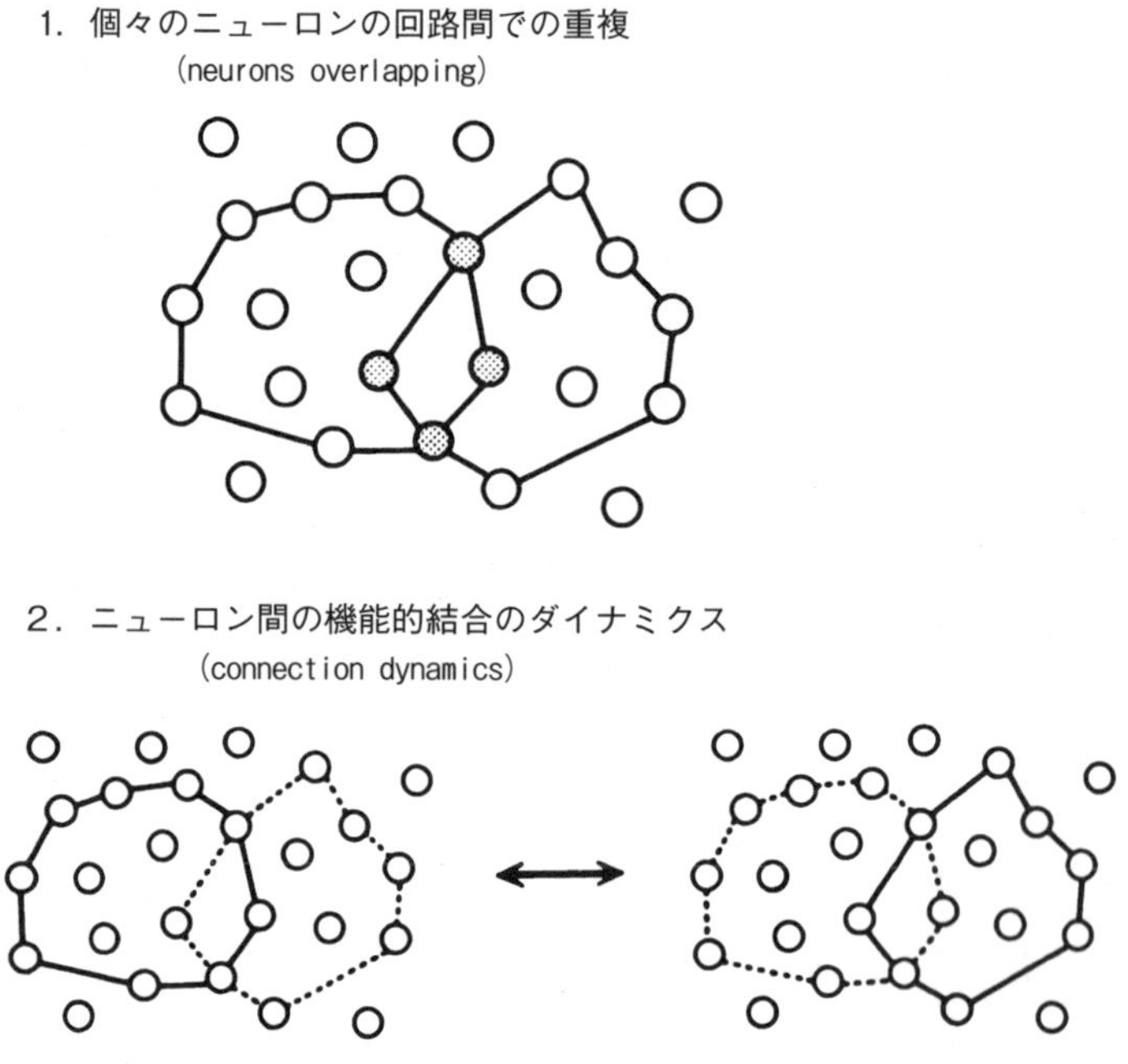

図5●セル・アセンブリの２大特徴を示す概念図。実線はニューロン間の機能的結合を意味する。簡略化のため機能的結合を一本の線で表しているが、実際には複雑な相互結合が錯綜している。Sakurai (1999) を改変。

報表現の基本単位であるとしたら、それは認識細胞説の欠点をそのまま持ちながら、なおかつ表現できる情報量を減少させただけの、いわゆる巨大ニューロン（giant neuron）仮説となる。また、より多くのセル・アセンブリを作るには、重複部分をより大きくとればよいが、しかし大きくとり過ぎると、情報の相違度の表現、つまり弁別が困難となる。そこで、弁別性を高く保ちながら、なおかつより多くのセル・アセンブリを作る方式が必要となる。それが部分的かつ適度な重複（sparse overlapping）による符号化、いわゆるスパース・コーディング（sparse coding）である。二つ目の特徴である機能的シナプス結合の変化は、セル・アセンブリの、そして脳の情報表現の随意性と自由度そのものであり、それがニューロン間の活動相関により調節されることは、すでに述べたとおりである。

これら二つの特徴を部分的にでも示すことができれば、セル・アセンブリの実在を示す状況証拠となる。すなわち図5の上図で、ある情報は左のセル・アセンブリが、別の情報は右のセル・アセンブリが、それぞれ表現していると仮定する。まず個々のニューロンの活動について見てみると、重複部分に属しているニューロン（濃い部分）は、脳つまり動物がどちらの情報を表現し活用している際にも、それらに関連した特異的活動を示すはずである。また重複部分以外のニューロンは、それぞれどちらか一方の情報を表現し活用している時にのみ、特異的な活動を示すはずである。次にニューロン間の機能的シナプス結合について見てみると（図5の下図）、それぞれのセル・アセンブリを構成するための機能的シナプス結合は、どちらか一方の情報を表現し活用する時にのみ機能し、それらニューロンの間で活動相関が生じるはずである。そこで必要とされる実験ストラテジーは、実際に働いている脳つまり動物に、複数の異なる情報処理つまり課題を行わせ、同じ複数のニューロン活動を同時記録し続けることである（図6）。そして、個々のニューロンの特異的活動が複数の情報に重複して生じる場合とそうでない場合の両方が見られること、及び、複数ニューロン間の機能的シナプス結合を表す活動相関が表現する情報の違いに応じて変化すること、の二点をデータとして示すことである。そのためには、複数の課題を行っている動物から多数のニューロン活動を同時に長時間記録する技術が不可欠となる。

2　多数ニューロン活動の同時記録

先に述べたように、覚醒し行動している動物のニューロン活動は細胞外記録法により測定できる。この方法は一九六〇年代に生まれたが、その主流は一つ一つのニューロンの活動を順次記録してく方式であり、それをシングルニューロン活動の記録と言う。現在もほとんどの研究者がこの方法で記録している。しかしセル・アセンブリの検証には、多数のニューロン活動を同時に記録する必要がある。それをマルチニューロン活動の記録と呼ぶ。表1は、シングルニューロン活動の記録とマルチニュー

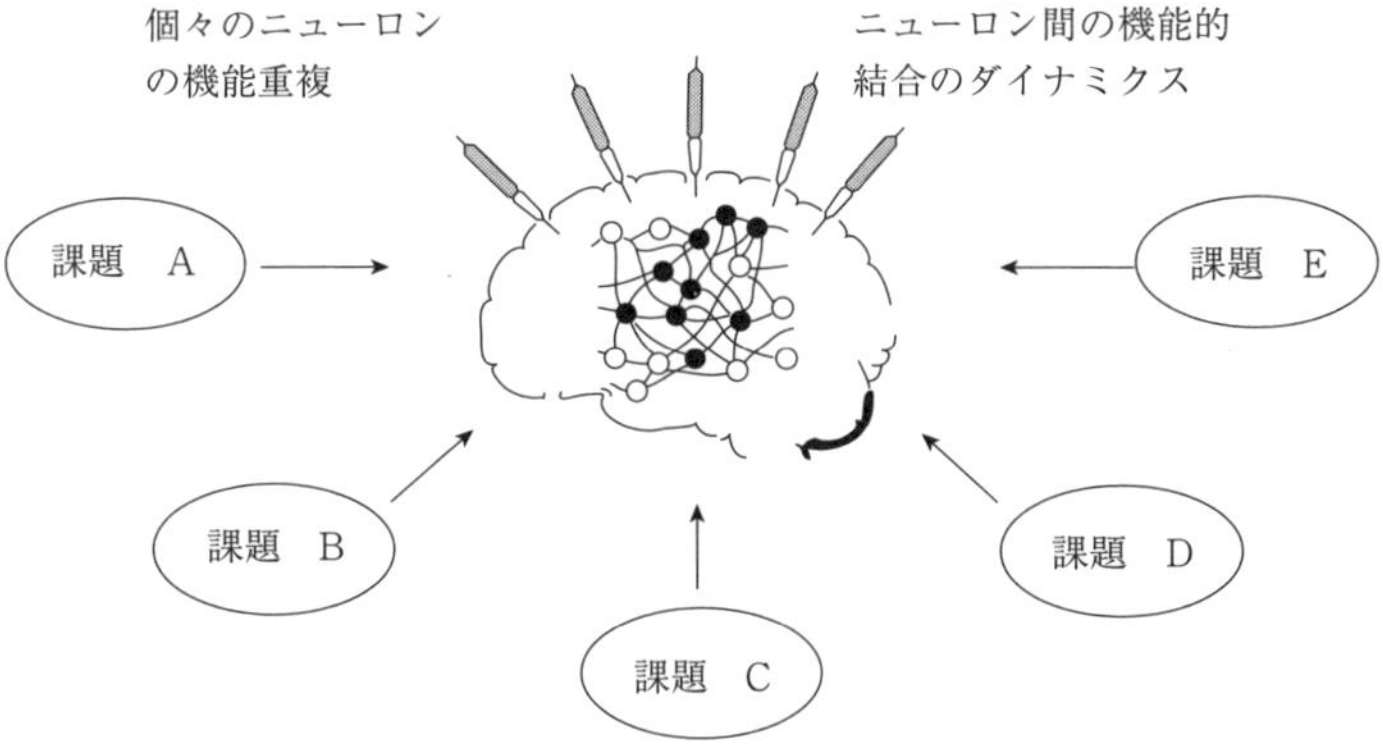

図6●セル・アセンブリの2大特徴を検出するための実験ストラテジー。複数の課題（マルチタスク）遂行中の動物の脳から複数ニューロン（マルチニューロン）の活動を同時記録し解析する。Sakurai（1999）を改変。

	シングルニューロン	マルチニューロン
電極	確　立	未確立
データ形態	ディジタルパルス	スパイク波形
解析方法	発火頻度ヒストグラム	未確立
データ解釈	発火増大に意味	未確立
論　文	出版されやすい	出版されにくい
研究者の悩み	課題（タスク）の工夫	上記のすべて

表1●シングルニューロン活動の記録とマルチニューロン活動の記録の違い

ロン活動の記録の間に見られる実践上の違いを簡単にまとめたものである。電極の種類や作り方、記録方法、解析方法などにわたり、大きな違いが存在する。マルチニューロン活動を記録する場合、電極さえまだ標準品が確立されていない。しかもそのための電極は、近傍にある複数のニューロン活動が混在したスパイクを検出するため、そこから個々のニューロン活動を正確に分離する作業（スパイク・ソーティング）が必須となり、そのためデータは、高速AD変換した波形として常に記録する必要がある。解析方法についても、発火頻度ヒストグラムのような決まった方法は無く、研究者ごとに工夫を凝らさねばならない。このようにマルチニューロン活動の記録はシングルニューロン活動の記録と比べ、実践上の問題が数多くあり、それが、研究者がシングルニューロンからマルチニューロンへと研究対象を簡単に変更しない大きな理由もしれない。

3　基本的技術と問題点

まずマルチニューロン活動を記録するための基本技術について簡単に解説する。基本技術を整理すると、記録電極の作製、電極の配列と操作、データの取り込み、データの解析、の四つに大きく別れる。そしてそれぞれが解決すべき問題を抱えている。なお、このあたりはやや専門的な話を含むため、実験技術に興味がない方は、飛ばして次の章へ移っていただいても構わない。

電極については、シングルニューロン記録用の電極を単に多数刺すだけでは、回路網の活動を検出することはできず、分散した多数のニューロンの活動を記録するだけである（図７a）。神経回路網を構成している近傍の多数ニューロンから同時記録するためには、狭い範囲に存在するほぼ全てのニューロンの活動を同時に検出できる特殊電極（多点電極）が必要である（図７b）。現在多くの特殊電極が考案され、一部は市販されているが、作製のための労力も考えたコストパフォーマンス、記録時のSN比、脳の中での耐久性など、まだまだ改良の余地は多い。また、多数の電極を狭い範囲に刺入することにより生じる電気的アーティファクトの問題もやっかいであり、十分な対策を考えなければならない。

それら特殊電極の配列と操作に関しては、柔らかいワイヤー電極を多数慢性的に埋めむフローティング電極も有用であるが、脳内で適時動かすことが可能で、しかも安定して長期間記録することもできるマイクロドライブを用いた方法がより望ましい。多数の電極、微細な可動性、記録の安定性、小型化、の全てを兼ね備えることを目指すマイクロドライブが常に開発されており、一部は市販されている。しかし電極同様にマイクロドライブにおいても、コストパフォーマンス、小型化、耐久性等に、まだ改良の余地がある。

データの取り込みに関しては、検出したマルチニューロン活動を正確な波形データとしてまず取り

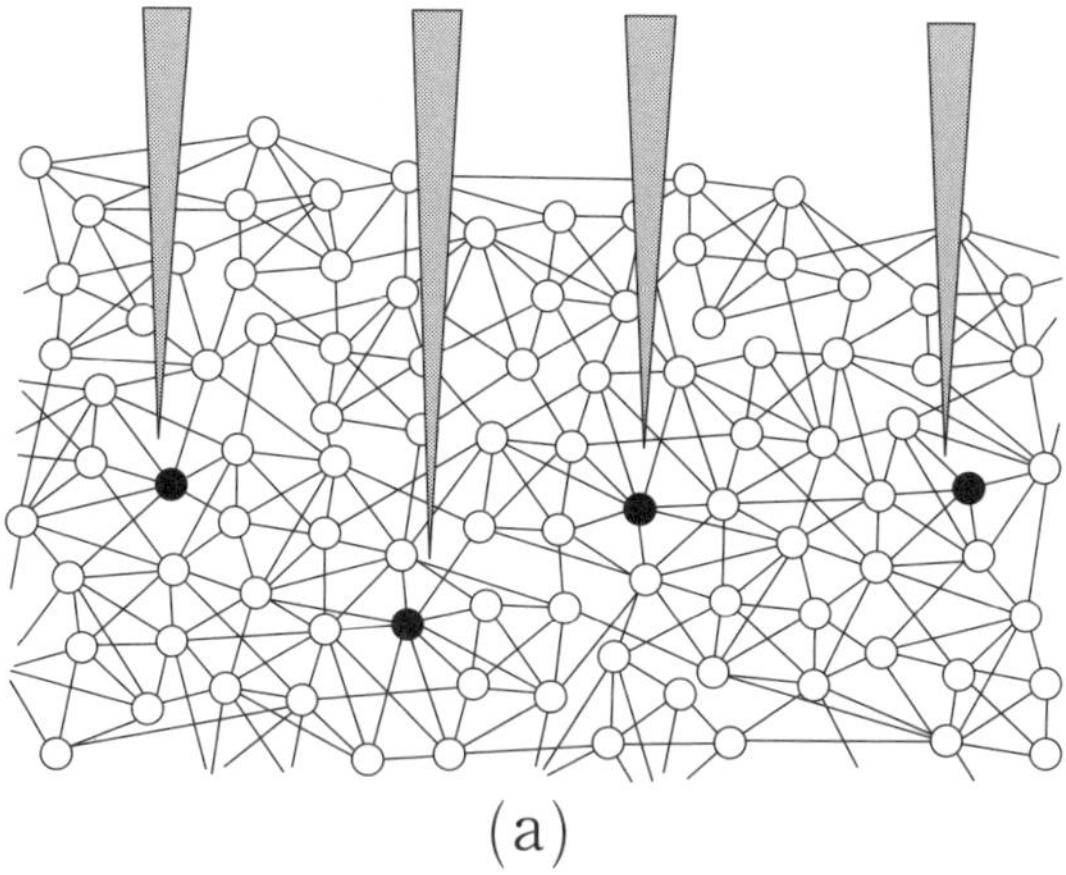

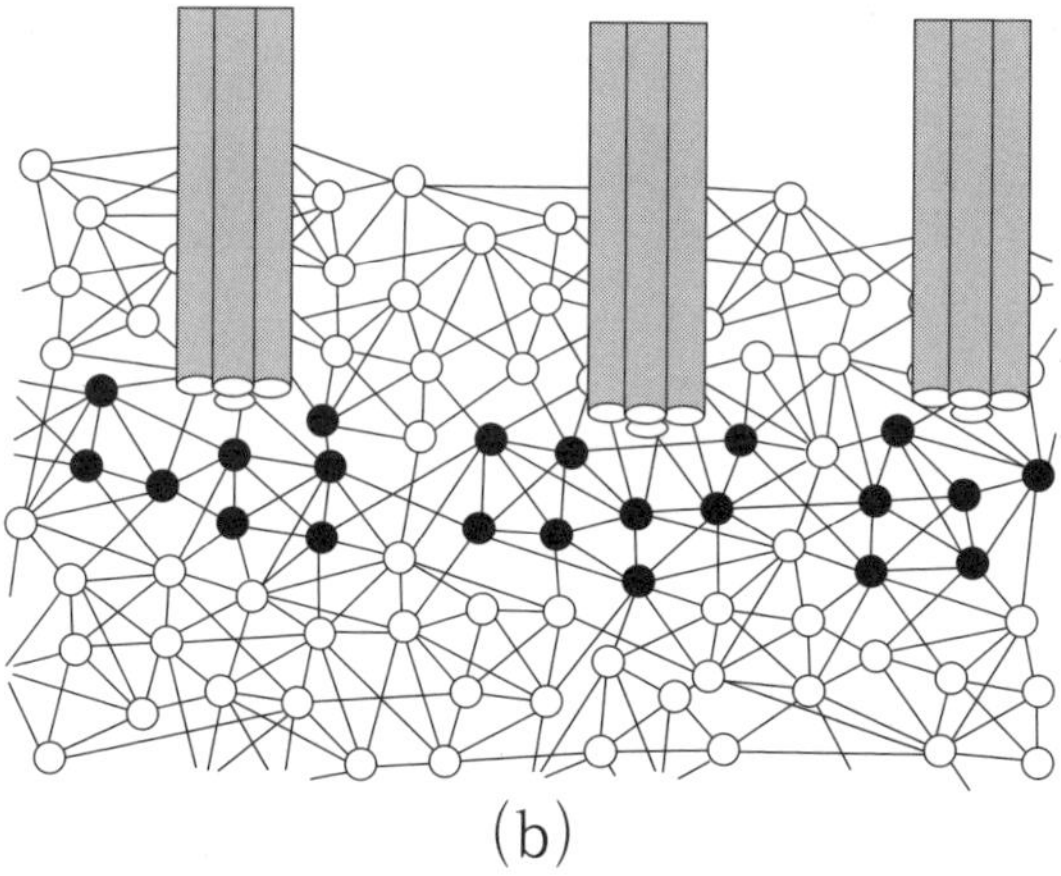

図 7 ●(a)：多数の微小電極を刺し分散したニューロンを検出する場合。●は活動を電極で検出されるニューロン。(b)：特殊電極（テトロード）により電極先端部の全てのニューロンを検出する場合。櫻井（2004）より転載。

込み、それをさらに個々のニューロンの活動に正確に分離しなければならない。そのためには、記録時からすでに分離作業を意識した特殊電極を用いる必要があり、その代表がステレオトロード（stereotrode）電極や先に図7bで示したテトロード（tetrode）電極である。たとえばそのテトロード電極の場合、四本のワイヤー電極それぞれが電極先端部のほぼ全てのニューロン活動を検出しているため、ワイヤー電極ごとのスパイクの大きさや波形を相対的に比較することで、個々のニューロンを分離するスパイク・ソーティングが必要となる（図8）。しかし、同じニューロンが発するスパイクの波形はほぼ一定であると、従来は信じられてきたが、最近の研究によると、電極をニューロンに近づけて記録する細胞外記録では、一つのニューロンが発するスパイク波形は時に大きく変動し非定常であることが多く、しかも細胞体や軸索だけではなく樹状突起も複数のスパイク（dendritic spike）を発することが明らかになってきた。そのため、スパイク波形を人間が見分け分離することは、事実上不可能と言える。そこで独立成分分析（Independent Component Anaysis）などを応用した情報工学的方法がどうしても必要となる。たとえば筆者の共同研究者である高橋晋博士が最近開発した独立成分分析を活用した方法は強力であり、スパイク波形が途中で変化しても（スパイク非定常問題）影響されず、しかも同一電極が複数ニューロンからのスパイクを同時に検出しても（スパイク・オーバーラップ問題）それらを正確に分離できる。これは世界で初めての方法であり、現在最も信頼できる自動的スパイク・ソーティング法と言える。

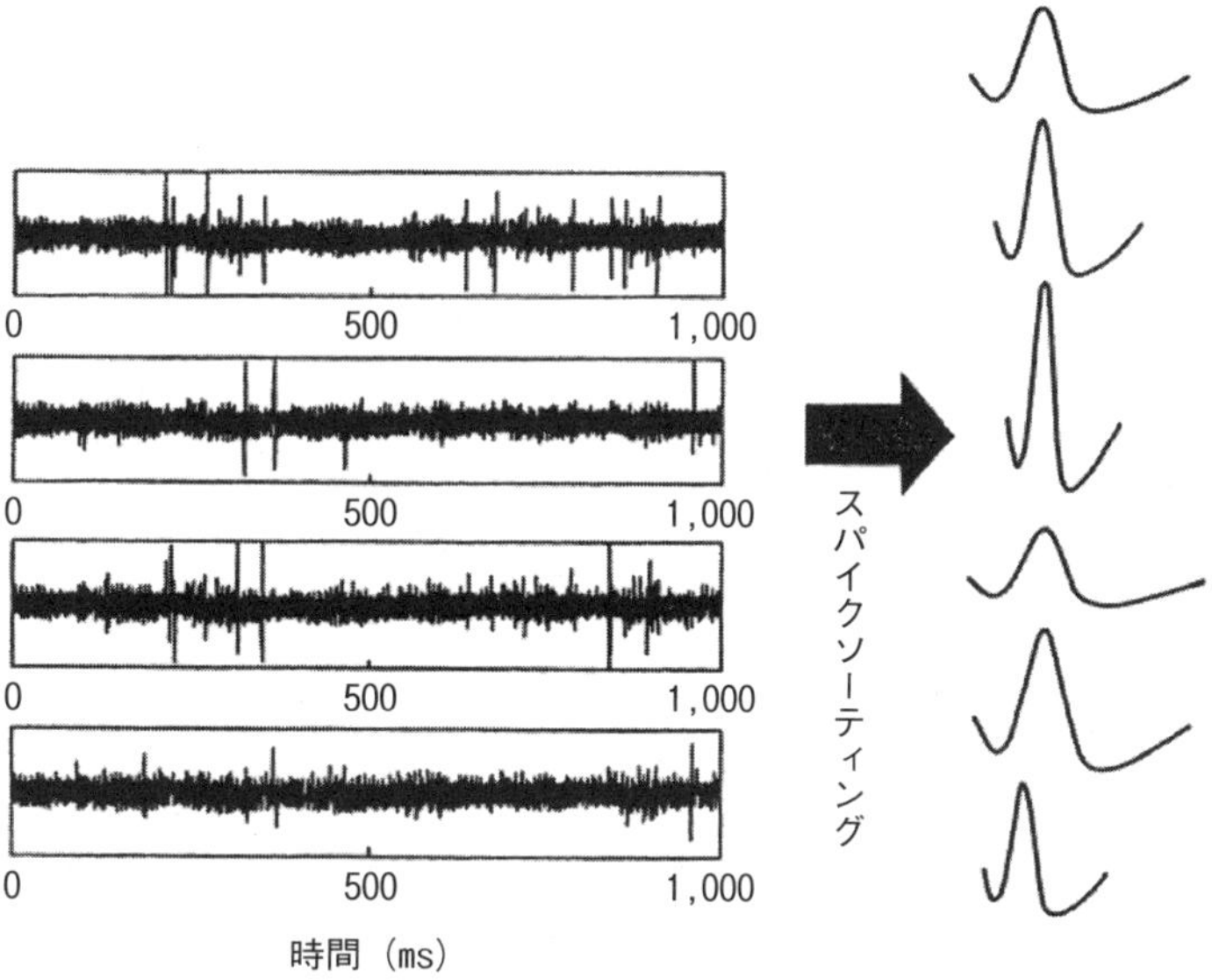

図8●特殊電極テトロードからのスパイク・ソーティングの概念図。4本の電極が検出する多数ニューロンのスパイク列（左）から個々のニューロンの活動（右）を分離する。櫻井（2004）より転載。

最後に、マルチニューロン活動から分離された個々のニューロン活動から、どのようにして回路網全体の活動を検出するかであるが、これが最大の難問である。多数のニューロン活動を単に並べて表示しただけでは、回路網がどのように動作しているのか、まったく不明である。複雑で膨大なスパイク列から一定の意味を抽出する方法こそ、データ解析の最終目的であるが、記録した回路網の働きを一気に表示し得る解析法は、未だに開発されていない。現在はまだ二つのニューロン間の機能的な関係、すなわち活動相関を順次解析していく方法が主流である。斬新な解析法の開発は、セル・アセンブリの存在を実証する上ではきわめて重要である。

4　記録法の変遷

実際に情報処理をしている脳、すなわち課題を遂行している動物からマルチニューロン活動を記録した実験は、ラットを用いたものが常に先行している。米国の心理学者J・オールズはその先駆者であり、すでに一九六〇年代から、ラットの脳に多数の電極を埋め込み、音と餌の連合を数時間以上かけて学習していく全過程をとおして、いくつもの部位からマルチニューロン活動を記録し続けた。学習により変わる神経回路網の変化を、個々のニューロン活動の変化ではなく、あくまでも回路網というシステムの活動変化としてとらえようとしたことは、いかにもヘッブ博士の教えを直接受けた心理学者らしい発想であった。しかし彼が記録したマルチニューロン活動は、個々のニューロン活動に分離することのない集合的なニューロン活動であり（マルティプル・ユニット multiple unit という用語を用いていた）、ニューロン間の相互作用や活動相関を見ていたわけではなかった。また、可動式マイクロドライブはまだ用いられておらず、電極は固定式の埋め込みであった。彼がまだ研究途上にある時、遊泳中の心臓麻痺で不慮の死を遂げたことは、きわめて惜しまれる。それからしばらくして、先に述べたステレオトロードやテトロードという特殊電極が開発され、ラット用の精密なマイクロドライブも次々と開発された。現在筆者の研究室では、自作可能なより簡便な方法を用いているが、可動式のマイクロドライブに取り付けた多数の特殊電極からマルチニューロン活動を同時記録することが可能になっている（図９）。なお、このような自由運動しているラットからマルチニューロン活動を安定して記録する方法は、技術面の多くでもっとも進んでおり、今後はそれをサルや他の動物に積極的に応用していくべきであろう。

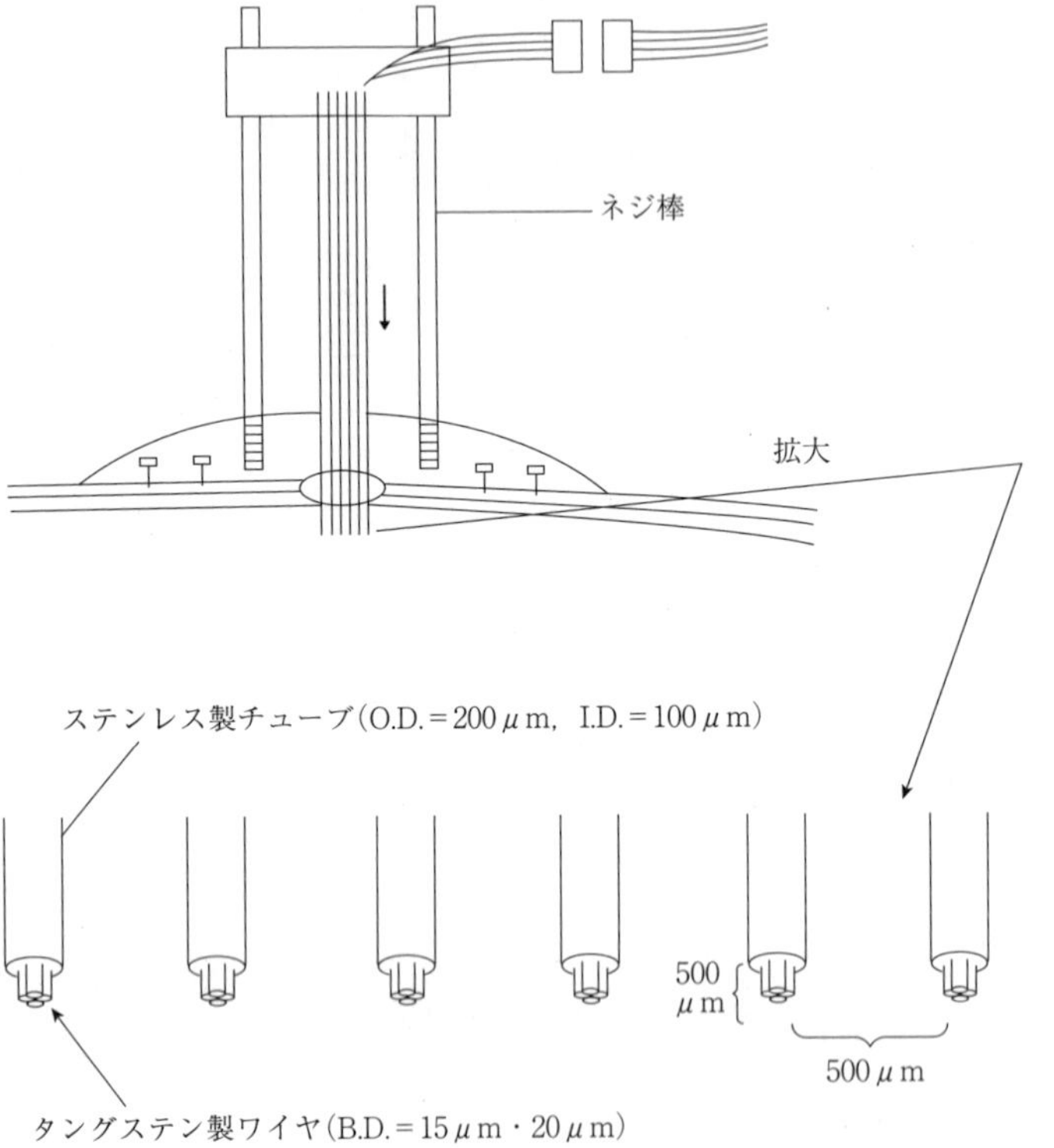

図9●上は筆者の研究室で作製し用いているマイクロドライブを頭蓋骨上に取り付けた際の模式図。下は電極の先端部。テトロード電極を6本配置している。櫻井（2004）より転載。

5 実験に臨むうえで

マルチニューロン活動の記録は、けっしてシングルニューロン活動の記録を加算的に増やすことではない。すでに述べてきたように、その方法の全てにわたり、マルチニューロン活動を記録するための独自の技術が必要である。特に自由行動時の動物からの記録では、ノイズやアーティファクトの問題は、シングルニューロンの記録実験の比ではなく、実験システムもそれらの問題を考慮しコンパクトに整理してセットアップしなければならない（図10）。また、生体電気は極めて多くの内的あるいは外的な要因に影響され、しかもそれらの要因は、その実験現場に特異的であったり、時にはまったく特定できないことも珍しくない。そのため、単に電気工学に詳しいだけでは、ただちに実験システムをセットアップし記録を始めることは難しい。非定常で非線形な現象を対象とするという意識を常に持つことが必要である。しかしより重要なことは、マルチニューロン活動から何を見たいのかを明確にしておくこと、すなわち神経回路網の動態に関する仮説の構築である。それがなければ、マルチニューロン活動をいくら記録しても、脳の情報表現を担う神経回路網の活動は永遠に見えてこないであろう。そして現在最も有力な仮説が、セル・アセンブリ仮説なのである。

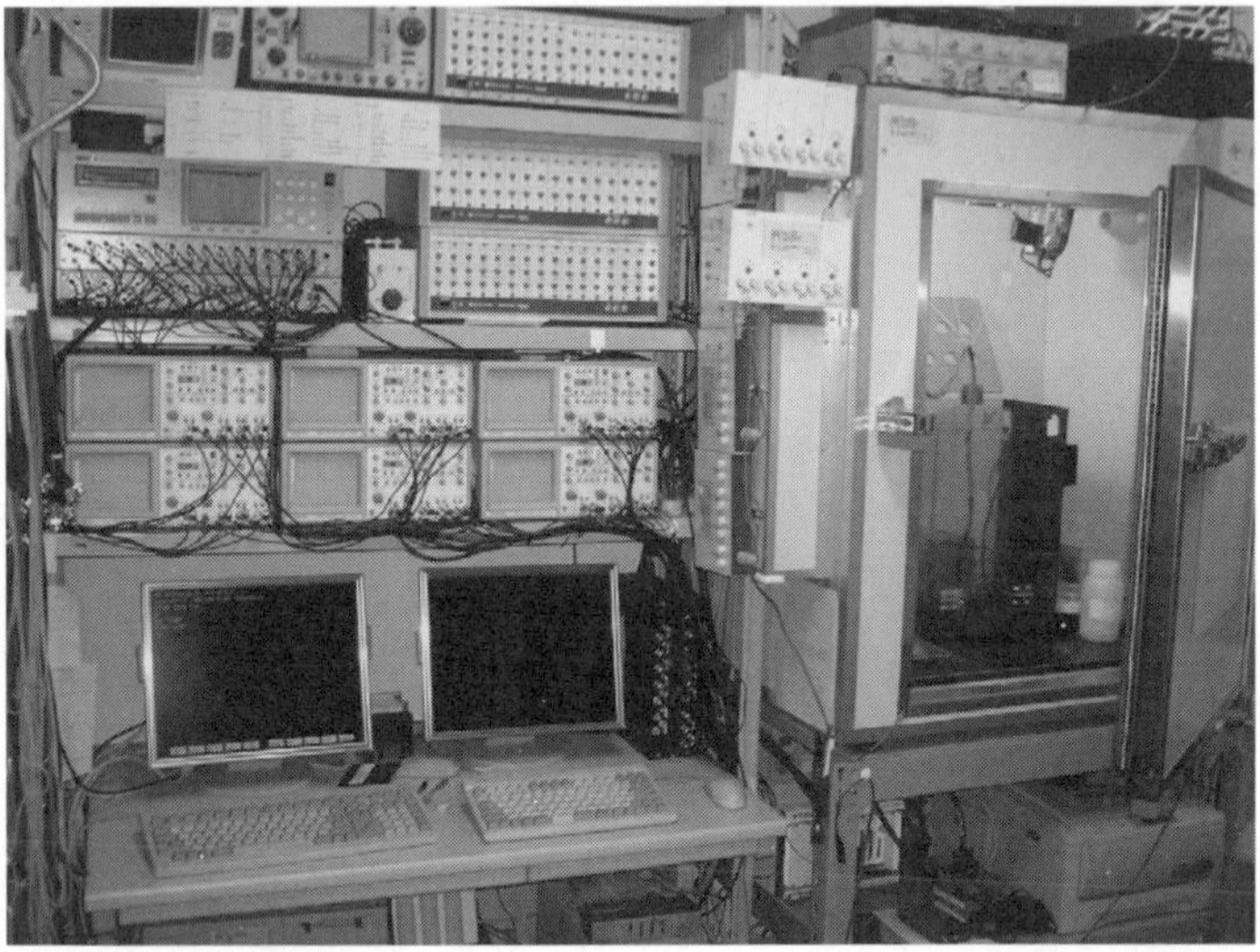

図10●行動している動物からマルチニューロン活動を記録し解析している筆者のラボの実験システム。右の防音シールドボックス内で動物は課題を行っている。課題の訓練とマルチニューロン活動の記録は、ノイズを最小限に押さえた状態で全て自動化されている。

第4章 セル・アセンブリを検出する

1 これまでの実験例

筆者はこれまで、異なる情報を表現する複数の課題（マルチタスク）を行っている同一のラットやサルの脳内から、特に記憶など高次機能と関係が深い海馬体や新皮質から、マルチニューロン活動を記録し解析する実験を続けてきた。そして、たしかにセル・アセンブリの存在を示す二つの特徴、すなわち、個々のニューロンの機能を表す特異的活動が異なる情報表現に重複して表れる場合と、重複せずにいずれか一つの情報表現だけに表れる場合の両方があること、及び、複数ニューロン間の機能的シナプス結合を表す活動相関が、脳が表現する情報の違いに応じて変化すること、の二点をデータとして示すことができた。これまでの実験例をいくつか紹介する。内容はやや専門的であるが、実験の状況と雰囲気だけでも感じてもらえれば幸いである。

2　作業記憶と参照記憶（実験一）

ラットに行わせるマルチタスクとして、高次な宣言的記憶（declarative memory）の一つである作業記憶（working memory）課題と、それと対照的な参照記憶（reference memory）課題の二つを用いた。これらは心理学でよく扱われる記憶である。特に作業記憶はカタカナでワーキングメモリーと呼ばれることも多く、苧阪直行氏による『脳とワーキングメモリー』（京都大学学術出版会）や本叢書の船橋新太郎氏による『前頭葉の謎を解く』（同出版会）をはじめとして、多くの脳科学的研究や認知心理学的研究が知られている。作業記憶とは時間的文脈（temporal context）に基づく個別性の強い動的な記憶であり、一方参照記憶とは時間的文脈に基づかない普遍性の強い固定的な記憶である。日常的な例としては、前日の夕食に何を食べたかだけを毎日憶えていくことは作業記憶であり、ある人が夕食として好きなものが何であるかを憶えておくことは参照記憶である。実験事態における操作的定義としては、記憶課題内の個々の試行それぞれにおいてのみ有効な記憶が作業記憶、課題内の全ての試行に共通して有効な記憶が参照記憶となる。

そこで、音刺激を用いたラット用の作業記憶課題と参照記憶課題を考案した（図11）。高音と低音のどちらかを提示する試行を五秒間隔で次々とラットに与える。作業記憶課題では、五秒前の直前の試行と異なる音が提示された時のみパネルを押す（Go）と正解になる。同じ音が提示された場合は押してはならない（No-Go）。そこでは、直前の試行で提示された音のみを憶えておくことを試行ごとに繰り返さねばならない。つまり直前という時間的文脈に基づく作業記憶が必要となる。それに対し参照記憶課題では、高い音が提示された時のみパネルを押すと正解となる。つまり、高音—押す、という全試行に共通な記憶を用いればよい。この二種類の課題を同一ラットに訓練する。重要なことは、これら二つの記憶課題は、装置、刺激、時間変数などが同一で、正しく反応するために用いる記憶の種類だけが異なっているということである。このようにすることで初めて、同一のマルチニューロン活動を作業記憶と参照記憶の間で比較することができる。

これら課題の訓練を終了した後、手術により、マルチニューロン活動を同時記録するための特殊電極を装着したマイクロドライブをラットの頭部に取り付けた。電極は五本が横一列に並んでおり、各電極の間隔は約二〇〇ミクロンである。手術からの回復後、電極を脳内に徐々に刺入しニューロン活動を検出した。刺入部位は、聴覚情報の処理に重要である聴覚（側頭）皮質と、記憶との関わりが報

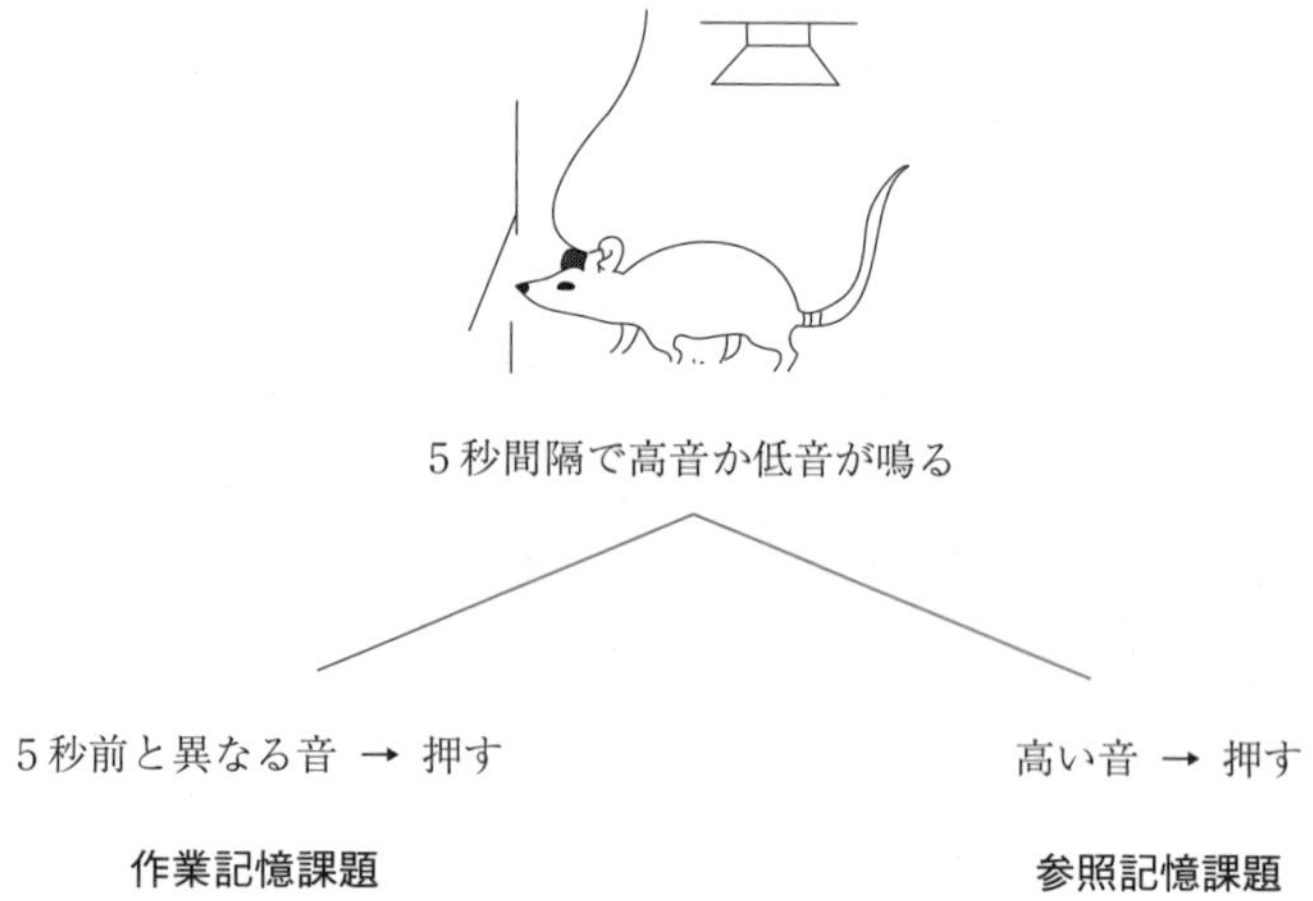

図11●ラット用の音の作業記憶課題と参照記憶課題。高音と低音のどちらかを各試行で提示する。作業記憶課題（working memory task）では、直前試行と異なる音が鳴った時のみラットはドアーを押す（Go）。参照記憶課題（reference memory task）では、高音が鳴った時のみドアーを押す。Sakurai（1992）を改変。

告されている海馬体の各領域（CA1、CA3、DG）である。そしてラットが作業記憶課題と参照記憶課題を順次行っている際のマルチニューロン活動を記録した。

まず各課題遂行中のニューロン活動について解析した。具体的には、提示刺激の種類、次の反応の種類、次の反応の正誤等とニューロン活動との対応について統計的に解析し、各ニューロンが、刺激弁別、刺激保持、反応制御、刺激比較のいずれの機能と関わるかについて、作業記憶課題と参照記憶課題に分けて明らかにした。その結果、例えば刺激弁別に関わるニューロン（高低の音に対して異なる活動を示すニューロン）については（図12左）、海馬体（CA1、CA3、DG）のニューロンは、どちらか一方の課題にのみ関わり、特に参照記憶課題に関わるニューロンが多かった。しかし聴覚皮質（AC）では、海馬体と同様のニューロンも存在したが、作業・参照記憶の両課題で変化するニューロン、すなわち二つの課題に重複して関わるニューロンも多数存在していた。また反応制御に関与するニューロン（GoとNo-Goで異なる活動を示すニューロン）について見てみると（図12右）、海馬体には作業・参照記憶のどちらかにのみ関わるニューロンがあり、さらに作業記憶にのみ関わるものがより多かったが、同時に、作業・参照記憶に重複して関わるニューロンも多数あることがわかった。

これらの結果をまとめると、海馬体と聴覚皮質とでは、ニューロンがより関与する機能には違いがあるものの、作業・参照記憶の双方に重複して関わるニューロンもあれば、どちらか一方にのみ関わるニューロンもあったということである。このことは、図5で示したセル・アセンブリ間の部分的重

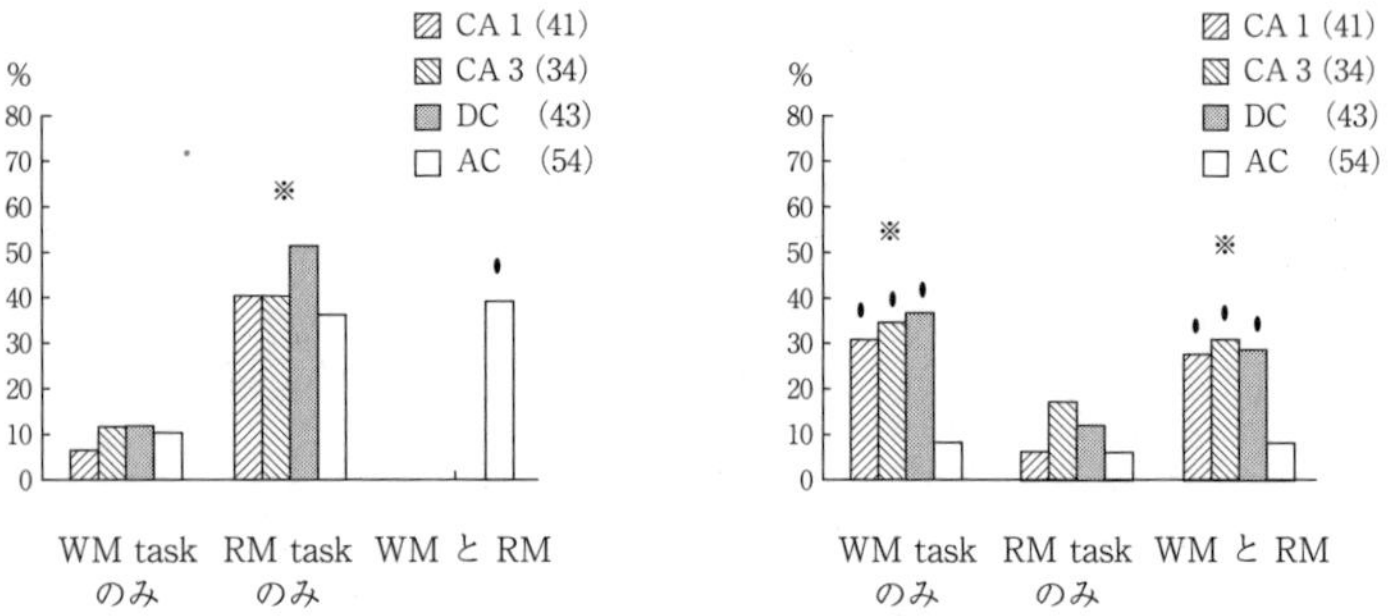

図12●作業・参照記憶課題における刺激弁別（左図）と反応制御（右図）に関わるニューロンの割合。CA1＝海馬 CA1、CA3＝海馬 CA3、DG＝歯状回、AC＝聴覚皮質。（　）内の数字は記録したニューロン総数。WM task＝作業記憶課題、RM task＝参照記憶課題。Sakurai（1994）を改変。

複を示唆している。その重複の割合は、図12左における聴覚皮質と図12右における海馬体の結果から、それぞれの記憶（作業記憶・参照記憶）に関わるニューロンの三分の一程度と言えそうである。

次に、ニューロン間の機能的シナプス結合を示す活動相関を解析した。課題遂行中の動物の脳内で生じているニューロン間の活動相関を解析できる唯一と言って良い方法が、相互相関解析（cross-correlation analysis）である。簡単に述べると、同時記録したマルチニューロンの各ペア（二つ一組）を対象とし、その一方のニューロンが発火した時点を常にグラフの中央ゼロ点に置き、その時間的前後におけるもう一方のニューロンの発火をヒストグラムとして表示する方法である（図13）。要するに、一方のニューロンが発火したとき、もう一方のニューロンがいつ発火するかを示すことで、二つのニューロンの間にどのような機能的結合が働いているかを表している。このようなヒストグラムをコリログラム（correlogram）と呼ぶが、さらにオリジナルのコリログラムから、外部刺激により引き起こされる刺激性相関を表すシャッフル・コリログラム（shuffled correlogram）を差し引いたディファレンス・コリログラム（differential correlogram）を作ることにより、それらニューロン間の機能的シナプス結合をより正確に表わすことができる。この方法により、作業・参照の両記憶課題を遂行している際に同時記録した複数ニューロン間の機能的シナプス結合を解析した。

まず明らかになったことは、五本並んだ電極のうち、隣合う二本（二〇〇ミクロン間隔）よりさらに離れた電極間で記録されたニューロンペアの間では、コリログラムのピークが示す活動相関、すな

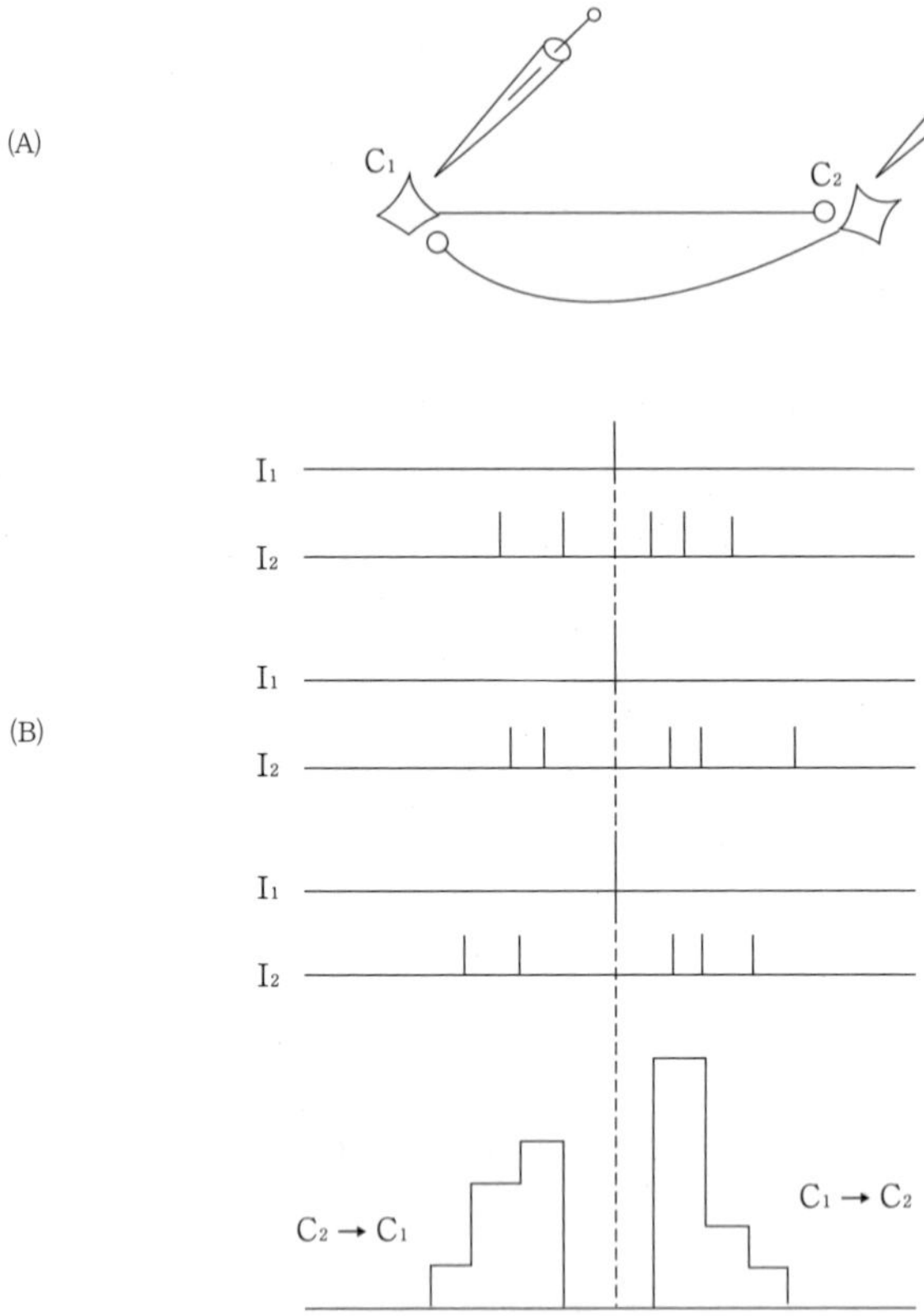

図13●相互相関解析法の概略。(A)：互いに機能的結合を持つ２個のニューロンC_1とC_2それぞれから発火（スパイク）を記録する。(B)：C_1とC_2それぞれのスパイク列をI_1とI_2に示す。C_1のスパイク発生時点を常に中央ゼロ点に置き、その前後におけるC_2のスパイク発生頻度を加算ヒストグラムで表す。外山（1985）より転載。

わち機能的シナプス結合がまったく見られなかったことである。そして作業・参照記憶課題間での比較、つまり記憶の違いにより生じる変化については、どちらかの課題でのみ結合する機能的シナプスがたしかに存在した。例えば図14は、海馬体CA1でのニューロン間のコリログラムであるが、作業記憶課題中にのみピークが見られ活動相関が生じていることがわかる。このピークは中央ゼロ点から右に約一ミリ秒ずれており、一方のニューロンが発火した直後にもう一方のニューロンが続いて発火していることを示している。つまり一方からもう一方への興奮性のシナプス結合が、作業記憶を働かせている時のみ機能していることがわかる。その他、逆に参照記憶中にのみ生じる活動相関なども見つかった。このような記憶課題間で結合を変える機能的シナプスは、海馬体と聴覚皮質どちらにおいても一〇%〜二〇%存在し、その割合は部位間で差がなかった。つまり、記憶の違いにより結合を変える機能的シナプスが、どの部位にも一定の割合で存在したのである。これもやはり図5が示すセル・アセンブリの存在を示唆している。

3 異なる刺激（聴覚、視覚、視聴覚）の記憶（実験二）

実験一では、異なる記憶課題（作業記憶と参照記憶）の双方に重複して関わるニューロンと、それ

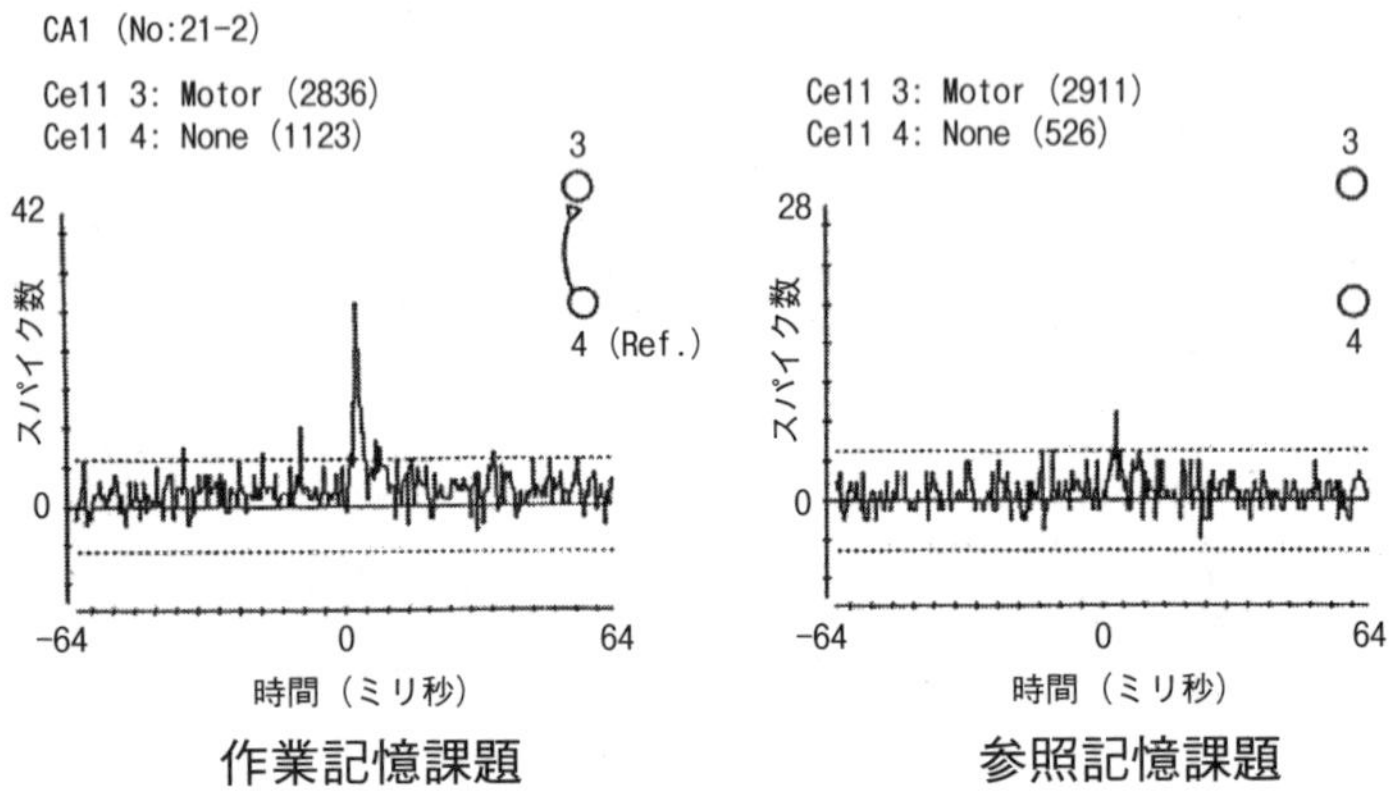

図14●記憶課題の違いで活動相関（機能的シナプス結合）を変えるニューロンペアの例。海馬 CA1 から記録した。各コリログラムの横軸は二つのニューロンの発火の時間間隔であり、縦軸は各時間間隔毎に発火したスパイクの総数を表している。コリログラムのピークは、これらの二つのニューロンが一定のタイミングで発火すること、つまりそこに機能的シナプス結合が働いていることを意味する。点線はピークの統計的有意性を示すための信頼限界値である。このニューロンペアには、左の作業記憶課題（working memory）においてのみ活動相関が表れており、二つのニューロン間で一方向性の機能的シナプスが働いていることがわかる。Sakurai（1993）を改変。

ら記憶課題の間で変化する機能的シナプス結合が確かに存在することを示した。つまり異なる記憶情報の表現に関わるセル・アセンブリの存在を示唆したと言える。それではこのようなセル・アセンブリの存在は、他の記憶課題においても同様であろうか？　ラットなど齧歯類の聴覚（側頭）皮質は構造的にも機能的にも発達しており、特にそのニューロンの特性が音の記憶を形成する際に変化することも分かっている。このことから、実験一での聴覚皮質の結果は、音の記憶を対象としたからかもしれない。しかし特定の感覚モダリティのみに関与しているとは思えない海馬体のニューロンにおいても、同様の結果を得た。つまり実験一で見られたようなセル・アセンブリは、聴覚のみでなく他の感覚モダリティの記憶においても情報表現の単位として機能しているのかもしれない。そこでそれをより明らかにするために、実験一のような、同じ刺激（聴覚）に対し異なる記憶情報処理（作業記憶と参照記憶）を働かせる課題とは対照的な、異なる刺激（聴覚、視覚、視聴覚）に対し同じ記憶情報処理（刺激弁別）を働かせる複数の課題を用いて実験した。

まず、視覚刺激、聴覚刺激、視聴覚の複合刺激、それぞれの記憶について体系的に比較するため三種類の記憶課題を考案した。いずれの課題の試行においても、弁別刺激を提示した後ラットの眼前にあるドアを開ける。ドアの後ろにはパネルがあり、ラットはそれを押すことができる。まず聴覚刺激の記憶を見るため、二種（高低）の音刺激を弁別し高音が提示された時のみパネルを押す（Go）という聴覚単純弁別課題を設定した。次に視覚刺激の記憶を見るため、二種（左右）の光刺激を弁別し右の光が点いた時のみGo反応をするという視覚単純弁別課題を設定した。そして聴覚と視覚の複合刺激の記憶を見るために、高音と右光が同時提示される複合刺激に対してのみGo反応をする視聴覚複合(configural)弁別課題を設定した(図15)。重要なことは、これら三つの記憶課題は、装置、時間変数、そして記憶情報処理の種類が同一で、記憶の対象となる刺激の種類だけが異なっていることである。これら三つの課題を同一ラットに遂行させ、その際の海馬体と側頭皮質のマルチニューロン活動を実験一と同様の方法で同時記録した。

まず各記憶課題遂行中のニューロン活動を解析した。具体的には、弁別刺激を提示した際の活動変化について統計的に解析した。そして、その課題での弁別的な行動と対応した活動、つまり弁別刺激の間で活動を変化させたニューロンを検出し、さらにそれが刺激提示に対する単なる感覚性の応答ではなく、またGo反応をする際の単なる運動関連の活動でもないことを確認した場合、それをその課題に関わるとニューロンと判定した。その結果、いずれか一つの課題にのみに関わるニューロン、いずれか二つの課題に重複して関わるニューロン(図16)、三つの課題全てに重複して関わるニューロンの三種類が見つかった。しかもそれらは側頭皮質と海馬体どちらにおいても、それぞれほぼ二〇数%ずつの等しい割合で存在したのである(図17)。これは、異なる刺激の情報表現に重複して関わるニューロンがある程度存在することを示唆している。その部分的重複の割合は、三種類の記憶課題に関わるニューロン全体の三分の一程度であり、実験一とほぼ等しい割合である。

聴覚要素刺激	視覚(位置)要素刺激	視－聴覚複合刺激
↓	↓	↓
聴覚単純弁別課題	視覚単純弁別課題	視聴覚 configural 弁別課題
音 A → Go	光 X → Go	A ＋ X → Go
音 B	光 Y	A
		X
		B ＋ Y

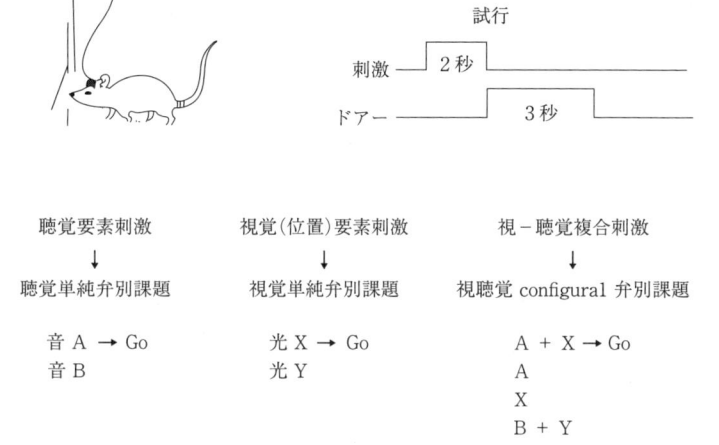

図15●同一のラットが行った聴覚単純弁別課題、視覚単純弁別課題、及び視聴覚複合（configural）弁別課題。左上は装置の概略であり、ラットは眼前のドアーが上がった時のみパネルを押すことができる。右上は各試行での刺激提示とドアー開閉の時間関係を表しており、刺激が2秒提示された後ドアーが3秒だけ開くことを示している。下は各課題における弁別刺激と正反応の対応である。聴覚刺激は高音Aと低音Bの2種、視覚刺激は右光Xと左光Yの2種を用いた。＋は2種類の刺激の同時提示を意味し、Goはラットがパネルを押すことを意味する。Sakurai（1996）を改変。

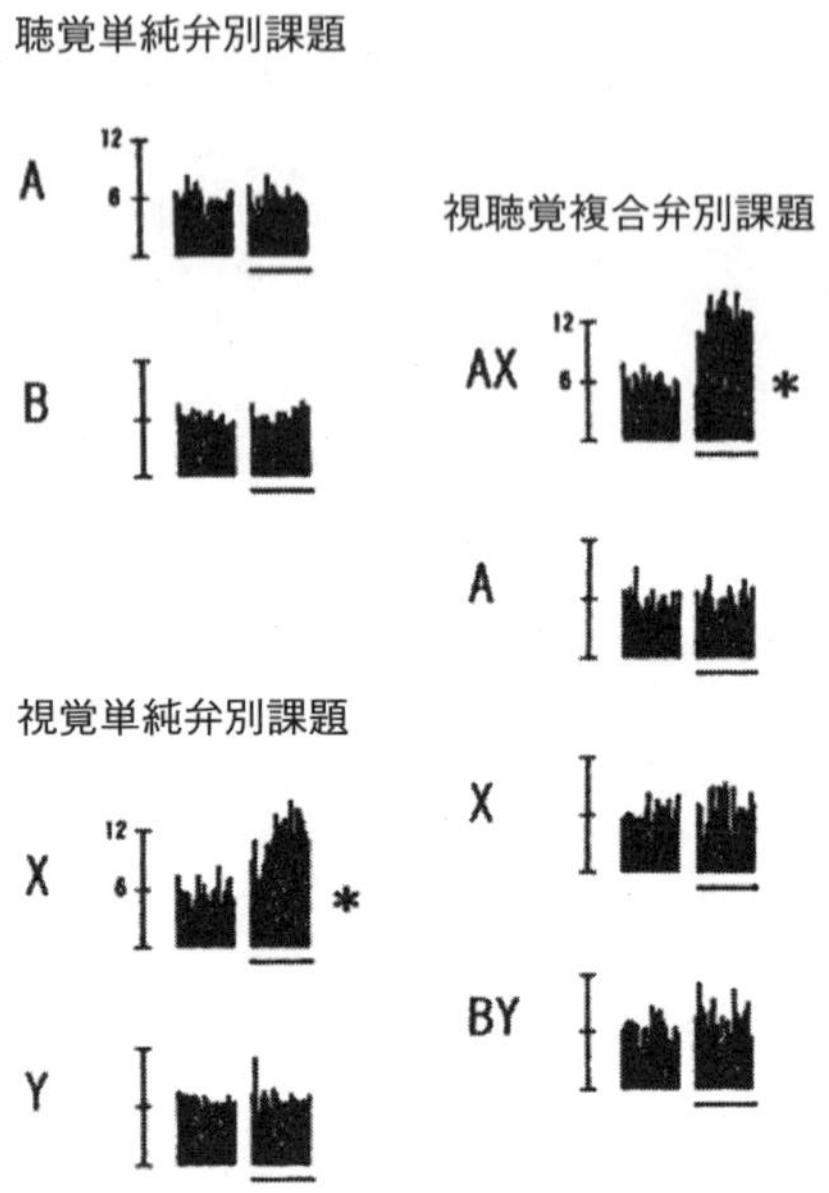

図16●ラットが各課題を遂行している時に記録したニューロンの発火頻度ヒストグラム。複数の課題で情報表現に関わるニューロンの例。海馬CA3から記録した。左上の二つは聴覚単純弁別課題中の活動、左下の二つは視覚単純弁別課題中の活動、右の四つは視聴覚複合弁別課題中の活動を表す。試行を各課題の弁別刺激毎に加算してある。各ヒストグラム下の実線は刺激提示期間、ヒストグラム右の＊印は統計的に有意な活動変化を意味する。このニューロンは視覚単純弁別課題と視聴覚複合弁別課題において、反応（Go）すべき弁別刺激に対し活動を増大させており、それら二つの課題に重複して関わっていることがわかる。Sakurai（1996）を改変。

二つ以上の課題に関わるニューロン（図18左におけるAV、AC、VC、AVC）、つまり機能重複を持つニューロンは、単独では課題の違いを正確に表現できない。そこで互いに重複したセル・アセンブリそれぞれが各課題を表現していると考えてみる（図18右）。もしそうであるなら、それぞれの課題を行っている時のみ、その課題を表現するセル・アセンブリに属するニューロン間には機能的シナプス結合に基づく活動相関が見られるはずである。また同じセル・アセンブリに属さないニューロン間には、逆に活動相関は見られないはずである。そこで先の実験と同様に、各課題遂行中に同時記録したニューロン間の相互相関解析を行った。その結果、たしかに図18を支持する事例が有意に多く見つかったのである。例えば図19では、どちらのニューロンも三つの課題全てに関わっていた（AVC）。図18から、これらのニューロンは三つの課題全てにおいて同じセル・アセンブリに属しているはずであり、機能的シナプス結合による活動相関を全ての課題において示すはずであるが、コリログラムの結果はその通りであることを示している。また図20では、一つのニューロンは視覚単純弁別課題と視聴覚複合弁別課題に関わっており（VC）、もう一方のニューロンは聴覚単純弁別課題と視覚単純弁別課題に関わっていた（AV）。やはり図18から、これらは視覚単純弁別課題の時のみ同じセル・アセンブリに属し活動相関を示すはずであるが、コリログラムはその通りの結果となっていた。

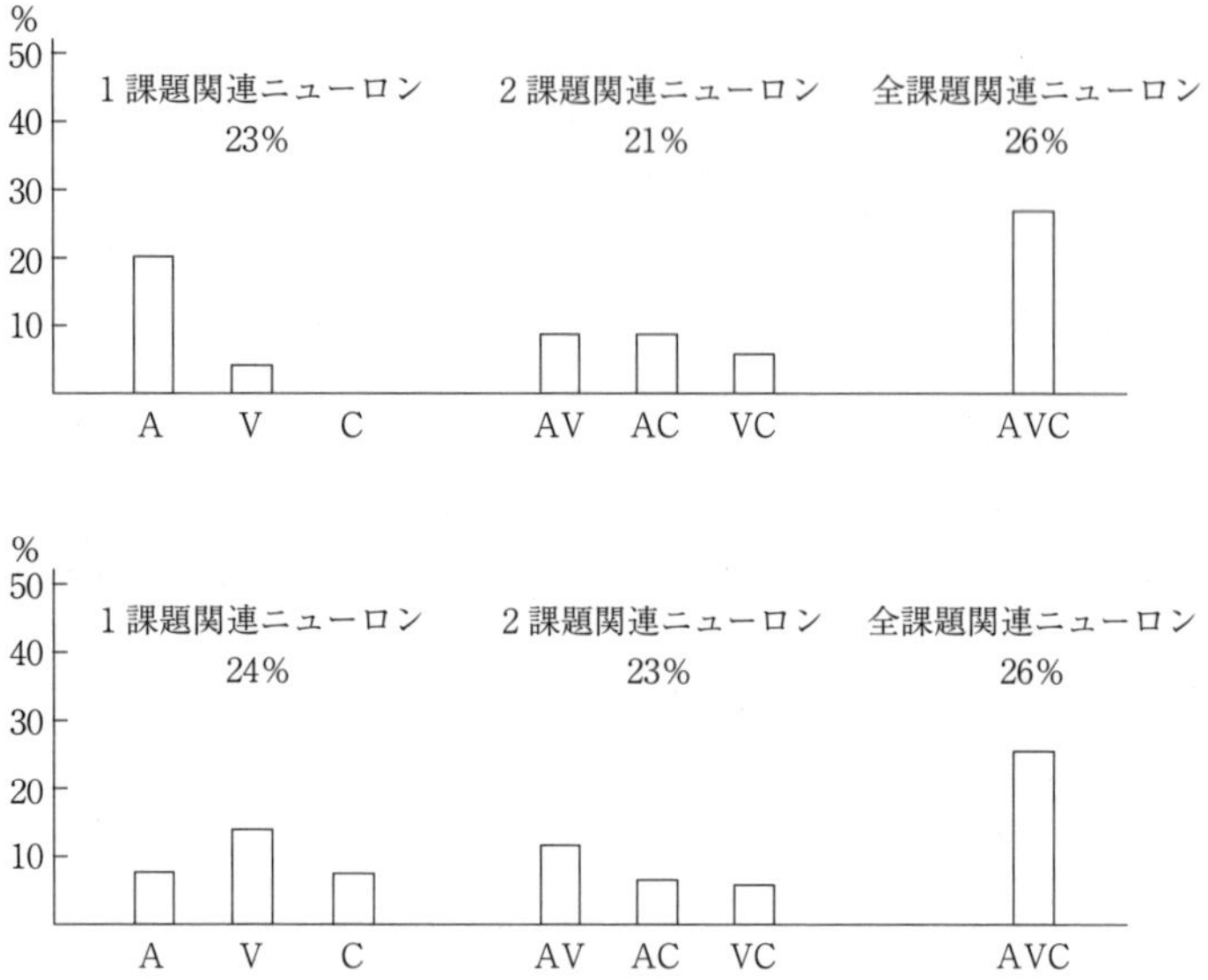

図17●側頭皮質（上図）と海馬体（下図）で見つかった課題関連ニューロンの割合。A＝聴覚単純弁別課題にのみ関わるニューロン、V＝視覚単純弁別課題にのみ関わるニューロン、C＝視聴覚複合弁別課題にのみ関わるニューロン、AV＝聴覚・視覚の両単純弁別課題に関わるニューロン、AC＝聴覚単純弁別と視聴覚複合弁別の2課題に関わるニューロン、VC＝視覚単純弁別と視聴覚複合弁別の2課題に関わるニューロン、AVC＝全ての課題に関わるニューロン。Sakurai（1996）を改変。

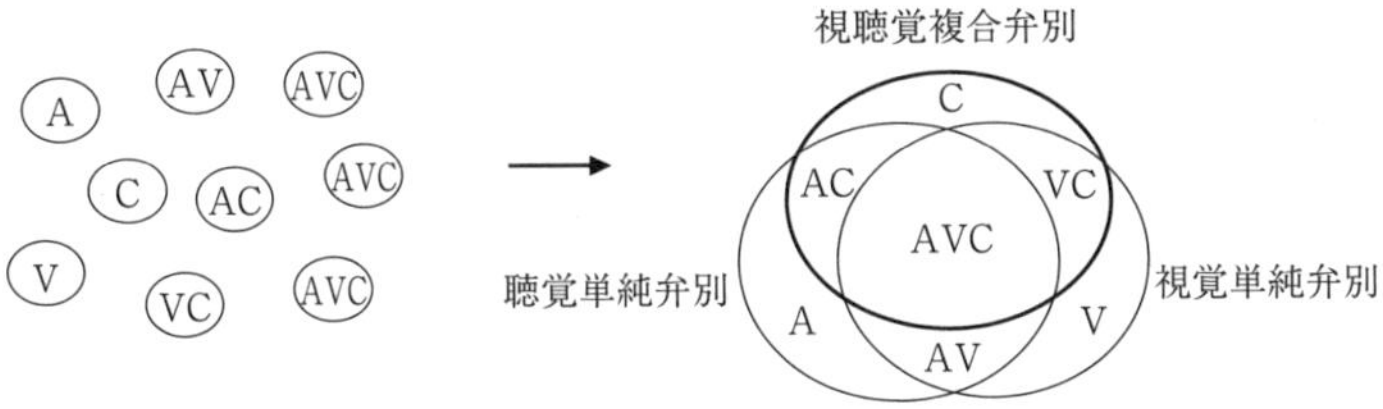

図18●左図は実験で見つかった課題関連ニューロンの種類（図 17 参照）と割合。右図はそれらニューロンが作る集団が各課題を表現しているというセル・アセンブリのモデル。Sakurai（1996）を改変。

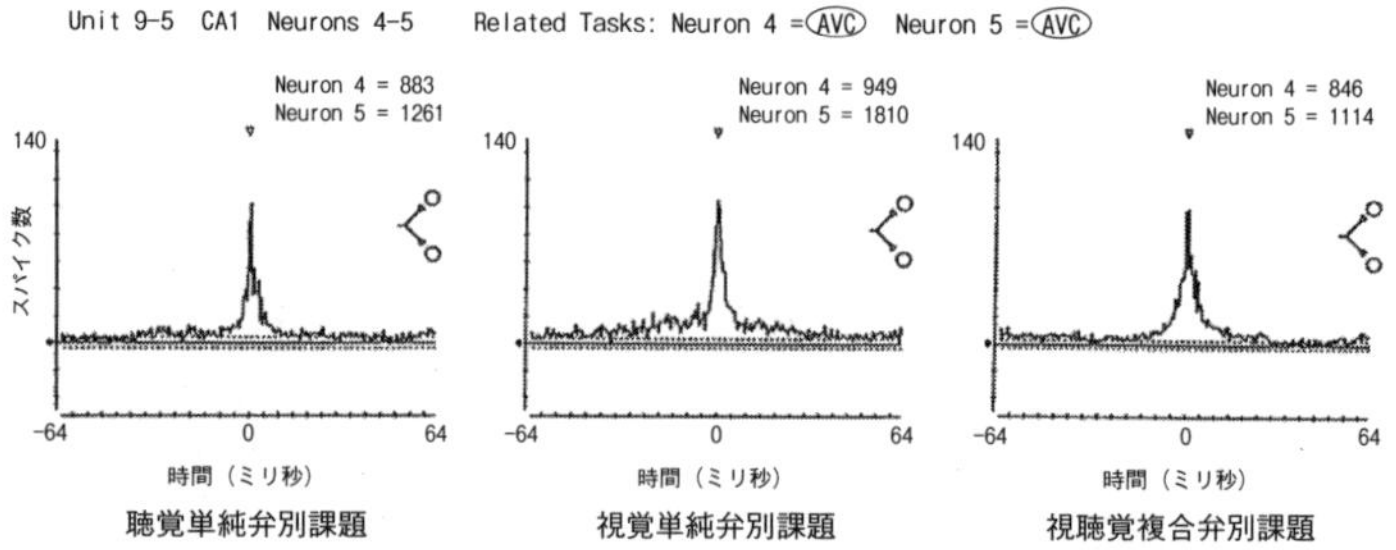

図19●ラットが各課題を遂行している時のニューロン間の活動相関（機能的シナプス結合）を示したコリログラム例。海馬CA1から記録したニューロンペア。この二つのニューロンは、共に全ての課題に関わる機能重複を持っているが（AVC）、図18のセル・アセンブリのモデルから予想されるとおり、全ての課題で機能的シナプス結合を働かせ活動相関を示した。Sakurai（1996）を改変。

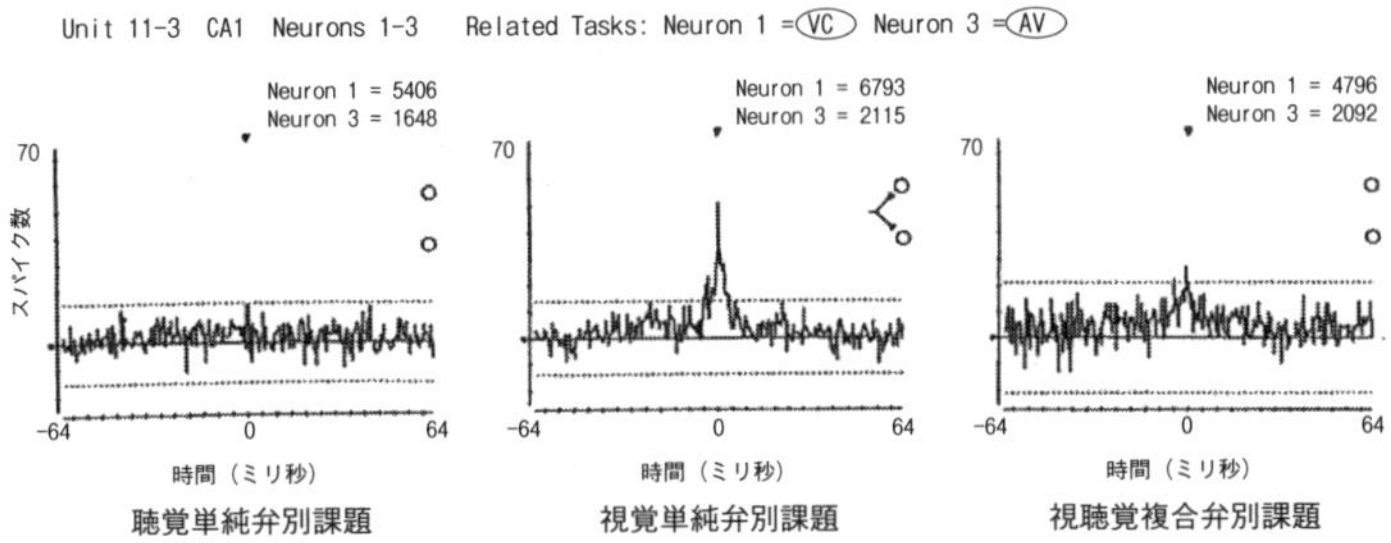

図20●図 19 とは別のニューロンペアが示した課題遂行中のコリログラム。同じく海馬 CA1 から記録した。この二つのニューロンは、それぞれ VC と AV という機能重複を持っているが、やはり図 18 のセル・アセンブリのモデルから予想されるとおり、視覚単純弁別課題においてのみ機能的シナプス結合による活動相関を示した。Sakurai（1996）を改変。

4 時間情報と刺激情報の記憶（実験三）

提示されるあらゆる刺激は、提示時間という時間情報を持っている。しかしそのような時間情報が脳内でどのように表現されているかについては、まったく不明である。そこで次の実験では、刺激自体の記憶とその刺激が持つ時間情報（提示時間）の記憶を比較した。

周波数が高低二種類あり、それぞれの提示時間が長短二種類ある計四種の音刺激を弁別刺激として用いた。そして音の高低の違いを弁別する周波数弁別課題（pitch discrimination）と、音の長短の違いを弁別する提示時間弁別課題（duration discrimination）の二つを、同じラットができるようになるまで訓練した（図21）。訓練終了後、これら二つの課題を遂行しているラットのマルチニューロン活動を、海馬体のＣＡ1とＣＡ3から記録した。まず個々のニューロン活動について解析した結果、周波数弁別課題においてのみ弁別刺激（高低）に対し異なる活動を示すニューロンが最も多かった。同時に、二つの課題どちらにおいても、それぞれの弁別刺激（高低および長短）に対し異なる活動を示すニューロン（図22）も多く見つかった。しかし、提示時間弁別課題においてのみ弁別刺激（長短）に対し異なる活動を示すというニューロンは、まったく見つからなかった。このような結果は、音の高低の弁別のみに関わるニューロンは多く存在するが、提示時間の弁別のみに関わるニューロンはなく、提

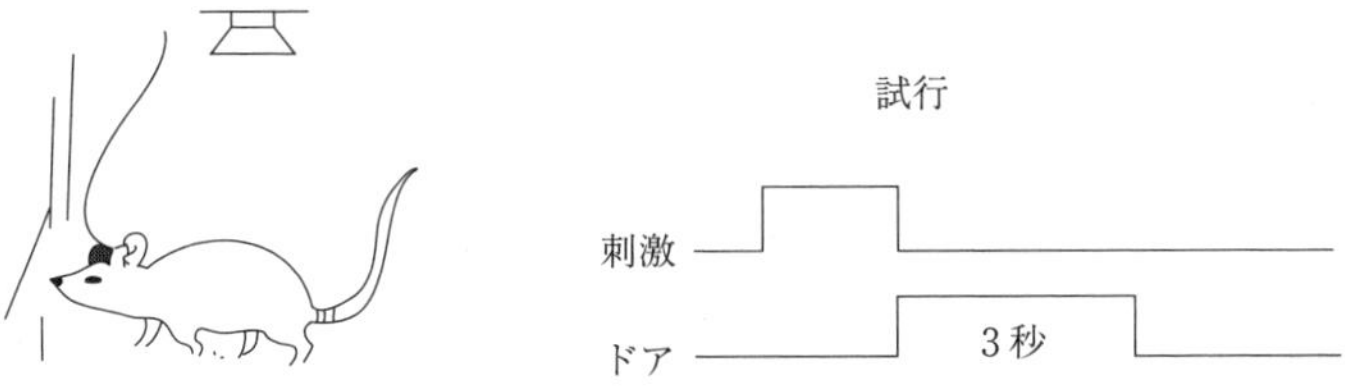

提示時間弁別課題	周波数弁別課題
H3（高/3秒） → Go	H3 → Go
H1（高/1秒）	H1 → Go
L3（低/3秒） → Go	L3
L1（低/1秒）	L1

図21●同一のラットが行った音の提示時間弁別課題と周波数弁別課題。左上は装置の概略。上方のスピーカーから音刺激が提示される。ラットは眼前のドアーが上がった時のみパネルを押すことができる。右上は各試行での刺激提示とドアー開閉の時間関係を表しており、音刺激が提示された後ドアーが3秒だけ開く。下は各課題における弁別刺激と正反応の対応である。H3は高音を3秒間、H1は高音を1秒間、L3は低音を3秒間、L1は低音を1秒間、それぞれ提示することを意味する。Goはパネルを押す反応である。Sakurai（2002）を改変。

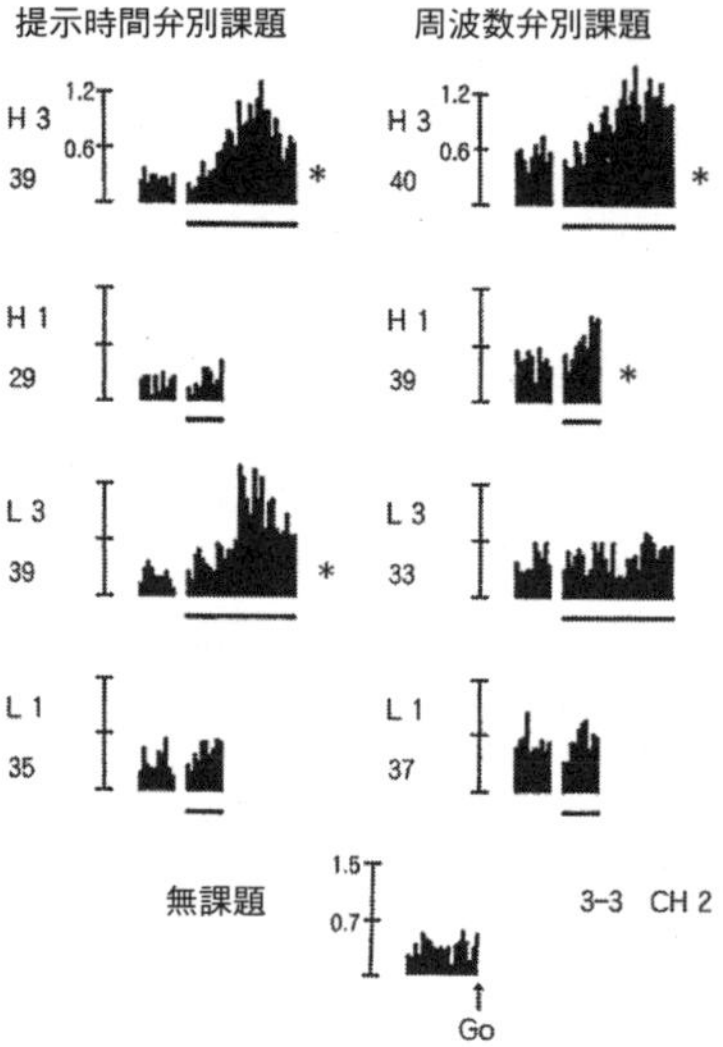

図22●ラットが二つの課題を行っている時に記録した海馬CA1ニューロンの発火頻度ヒストグラム。左は提示時間弁別課題中、右は周波数弁別課題中の活動。試行を弁別刺激（H3、H1、L3、L1）毎に加算してある。弁別刺激の下に書かれている数字は加算した試行数、各ヒストグラム下の実線は音提示期間、ヒストグラム右の＊印は統計的に有意な活動変化を意味する。このニューロンはどちらの課題中も、反応（Go）すべき弁別刺激に対してのみ活動を増大させている。一番下に示す無課題条件（音刺激を提示せずに反応だけさせる条件）では活動が増大していないことから、課題中の活動増大が運動反応と関連したものではないことがわかる。Sakurai（2002）を改変。

示時間の弁別に関わるニューロンは必ず音の高低の弁別にも同時に関わっていたことを意味する。すなわち、二つの情報（音の高さと提示時間）の表現に重複して関わるニューロンもあれば、一つの情報（音の高さ）の表現にのみ関わるニューロンもあったことになり、やはりセル・アセンブリの存在を示す状況証拠を示したことになる。また同時に、提示時間という時間情報のみを表現するニューロンは無いことも意味している。しかしラットは、提示時間弁別課題においては音の提示時間のみに基づき弁別的に行動していた。一体どのようにしてラットの脳は、提示時間弁別課題を周波数弁別課題と区別していたのであろうか？　実験二と同様であれば、それら課題の違いはセル・アセンブリで表現されていた可能性がある。そこで課題遂行中に同時記録されたニューロン間の機能的シナプス結合つまり活動相関について、実験一・二と同様の方法で調べた。その結果、やはりこれまで同様、ラットが行っている課題の違いに対応した機能的シナプス結合の変化が見られた（図23）。これは再び、課題を表現するセル・アセンブリの存在を示す証拠となる。また同時に、周波数弁別課題を表現するセル・アセンブリが、提示時間弁別課題を表現するセル・アセンブリを完全に内包していることも示唆している（図24）。この結果は、単一ニューロンにおいてもセル・アセンブリにおいても、時間情報はそれが属する刺激と常に組み合わされ表現されることを示しており、H・ベルグソンの時間哲学と呼応するところがあり興味深い。

この実験三および先の実験二では、各課題において弁別すべき刺激そのものの違いは、個々のニュ

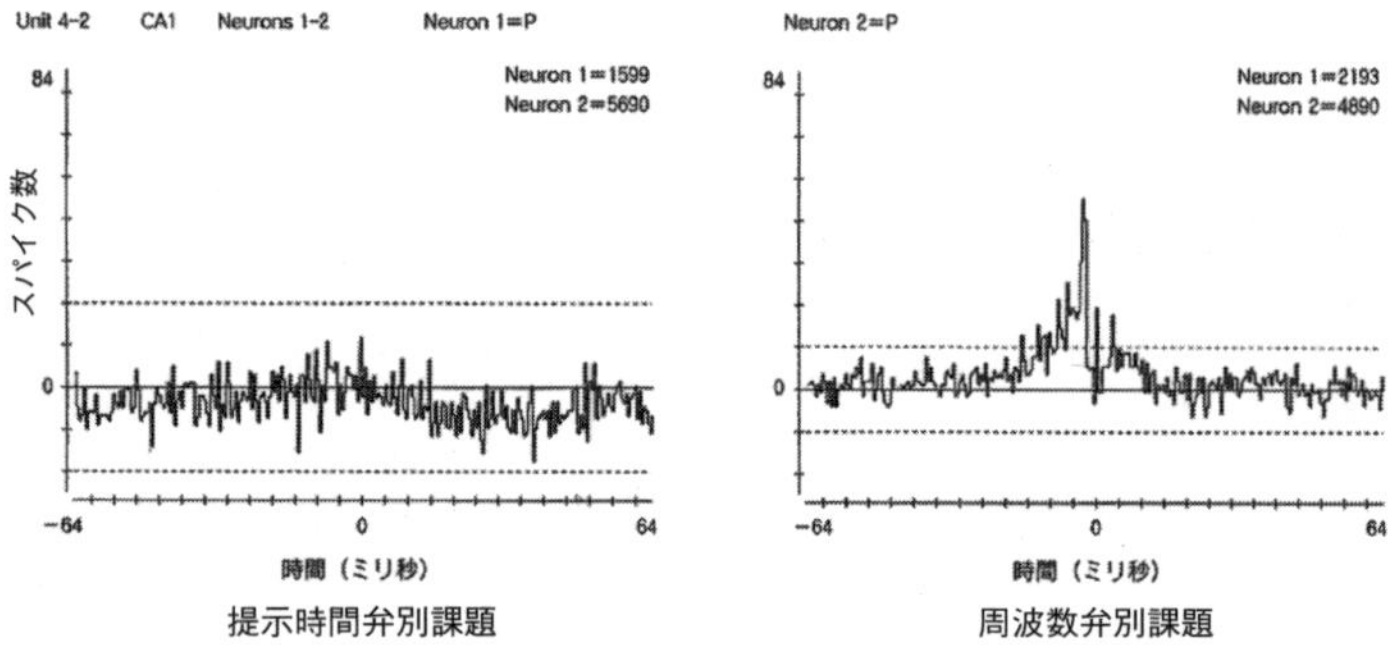

図23●両課題の遂行中に記録した海馬 CA1 ニューロンペアにおけるコリログラムの例。左は提示時間弁別課題中、右は周波数弁別課題中である。この二つのニューロンはどちらも周波数弁別課題にのみ関わっているニューロン（P）であるが、周波数弁別課題でのみ活動相関を示している。Sakurai（2002）を改変。

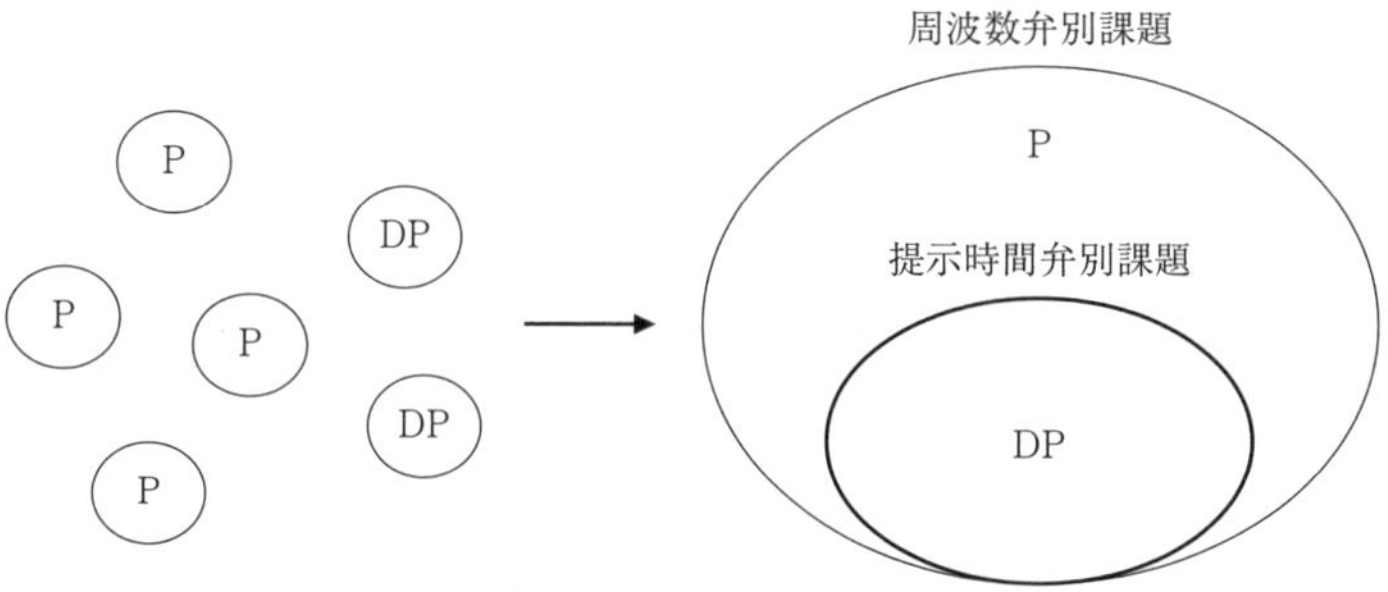

図24●二つの課題を表現するセル・アセンブリのモデル。左側は実験で見つかったニューロンの種類と割合であり、Pは周波数弁別課題のみに関連したニューロン、DPは提示時間弁別課題と周波数弁別課題の両方に関連したニューロンを意味する。右側の大きな楕円は、提示時間弁別課題と周波数弁別課題それぞれを表現するニューロン集団すなわちセル・アセンブリである。それらは課題関連ニューロン（PとDP）から構成されている。例えばPニューロンは、周波数弁別課題を表現するセル・アセンブリを構成しているため、そのセル・アセンブリが働いている時、つまりラットが実際に周波数弁別課題を行っている時のみ機能的に結合し活動相関を示すはずであるが、図23の結果はそのとおりである。Sakurai (2002) を改変。

ーロンの活動変化で表現できたが、それら刺激が持つ情報のうち、どの情報を弁別すべきかを決めている課題の違い（例えば提示時間弁別課題では、音刺激が持つ高低という情報ではなく提示時間という情報を弁別しなければならない）を表現するためには、ニューロン間の活動相関によるセル・アセンブリが必要だった。このような情報表現における個々のニューロンとセル・アセンブリの役割分担を、二重表現あるいは二重符号化（dual coding）と呼ぶ。この二重符号化の観点から個々のニューロンに目を向けてみると、ニューロンの機能を表す個性的な活動はけっして固定されたものではないことがわかる。それは他のニューロンとの関係の中で随時変化するものであり、一つのニューロンが異なるセル・アセンブリを介し、いくつもの情報表現に参加することにより、いくつもの異なる働き、すなわちダイナミックで多様な個性を持ち得ることがわかる。

5 近接したニューロンの活動を分離する方法（実験四）

これまでの実験一・二・三は、たしかにセル・アセンブリの存在を示すニューロン間の活動相関を示した。しかしそこには技術的限界があった。セル・アセンブリは、近接したニューロン間でも離れたニューロン間でも自在に作られ得る機能的な集団であるが、隣り合う近接したニューロン同士で作られるセル・アセンブリは、実験で検出することがほとんど不可能だったのである。これまでの実験で示してきた活動相関は、やや離れたニューロン間についてのみであり、それは細胞外記録法を用いる際に必然的に生じる限界からであった。

すでに述べたように、覚醒し行動している動物からニューロン活動を長時間記録するためには、ニューロンの近くに電極を止めて記録する細胞外記録法を用いなければならない。電極をニューロンに刺す細胞内記録法では、短時間でニューロンが死んでしまうためである。しかし細胞外記録法では、近接した複数のニューロンの活動は、それらの近くにある同じ記録電極で検出されてしまう。つまり同じ電極に複数ニューロンの活動が混在してしまうのであるが、従来はそれらを個々のニューロンのスパイク波形の違いで分離していた。スパイクの波形はニューロンごとに異なると考えられたからであり、脳の教科書にもそのように書かれているからである。しかし、それはニューロンが発するスパイクを細胞内記録法で検出した場合であり、細胞外記録法ではニューロンと電極の間に抵抗値を持つさまざまな組織が存在するため、同じニューロンから検出したスパイクでも波形が大きく変動することが多い。さらには、大きさの異なるスパイクをまとめて発生する（スパイク・バースト）ようなニューロンも特に海馬などに多数存在している。そのため、スパイクの波形だけから個々のニューロンの活動を正確に見分けることはきわめて難しい。また、近接した複数のニューロンが同時に活動しスパイクを出した場合、一つの電極上ではそれらの波形が重なり合ってしまうため（図25）、各ニュー

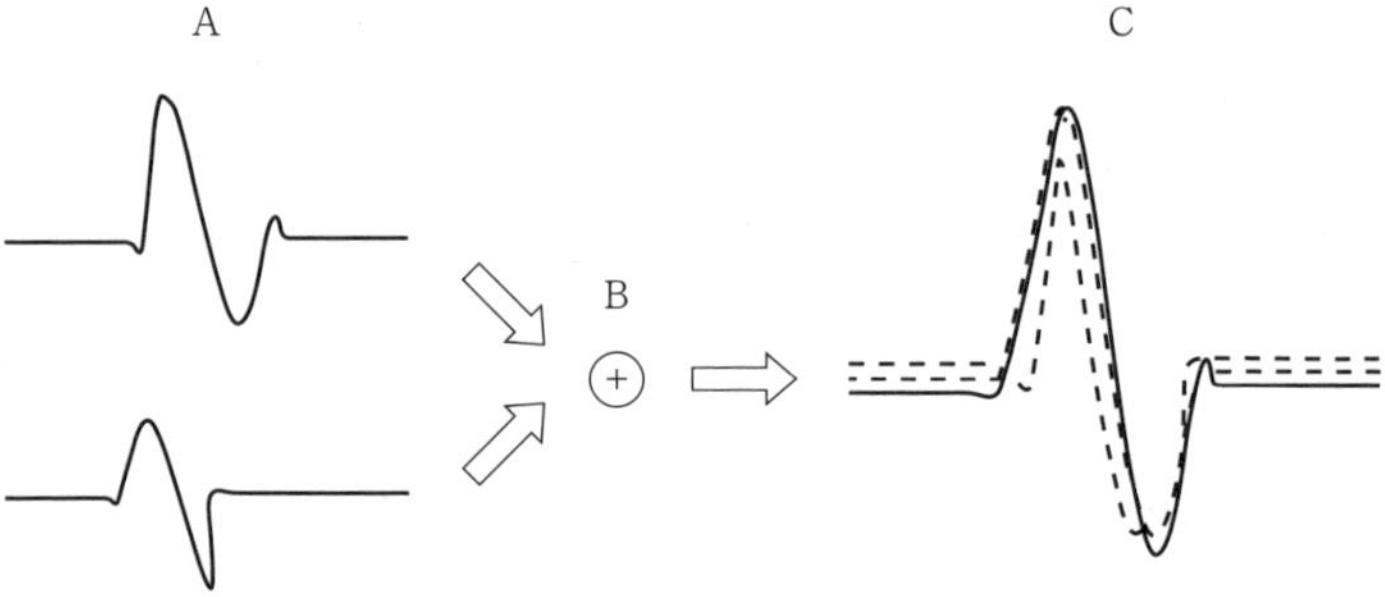

図25●スパイク・オーバーラップ問題。近接した二つのニューロンが同時に発火した場合（A)、それらのスパイクは近くにある同じ電極で検出されるため（B)、波形が重なり新たな波形を生みだしてしまう（C)。そのため、それが２つのニューロンの同時発火によるものか、別のニューロンの発火なのか、波形を見ても判別できない。しかし独立成分分析は、波形に関わらず信号源を分離できるため、重なった波形（C）の信号源が２つのニューロン（A）であることを正しく推定できる。

ロンを区別することがまったく不可能になる。これをスパイク・オーバーラップ問題と言うが、セル・アセンブリはほぼ同時に活動するニューロン同士で作られるため、この問題はきわめて深刻であり、近接したニューロンから成るセル・アセンブリは検出できないことになる。

結局、人間が眼でスパイク波形を見分けることで個々のニューロンの活動を分離することは不可能なのである。そこで筆者の共同研究者である高橋晋博士（京都大学、科学技術振興機構）は、独立成分分析（ＩＣＡ）を応用した独自の近接ニューロン分離法を開発した（図26）。独立成分分析とは工学的な信号処理技術の一つであり、特性の異なる信号源を分離・抽出するための計算手法である。この方法は、スパイク波形の変動に影響されず、しかも完全に重なった波形からも個々のニューロンの活動を正確に分離することができる。高橋博士は、それに神経科学実験用の独自の解析法を組み合わせることで、信号源としての個々のニューロンを正確にかつ自動的に分離できるようにした（図27）。この解析方法は京都大学から特許出願を済ませている。

6　局所的セル・アセンブリの検出（実験五）

実験四で開発した手法を用いることで、近接したニューロン同士のほとんどが高い時間精度で同時

$$x(t) = As(t)$$

X ＝混在した多数のニューロン活動（データ）

A ＝混合係数（電極とニューロンの距離）

S ＝個々のニューロン活動

t ＝ニューロン活動が生じた時間

⬇

ニューロン活動の解析用に改良

図26●ニューロン活動を分離するための独立成分分析の計算式。混合計数（A）の逆行列を算出することで、マルチニューロン活動のデータ（X）から個々のニューロン活動（S）を導くことができる。詳しくは Takahashi et al. (2003) を参照のこと。

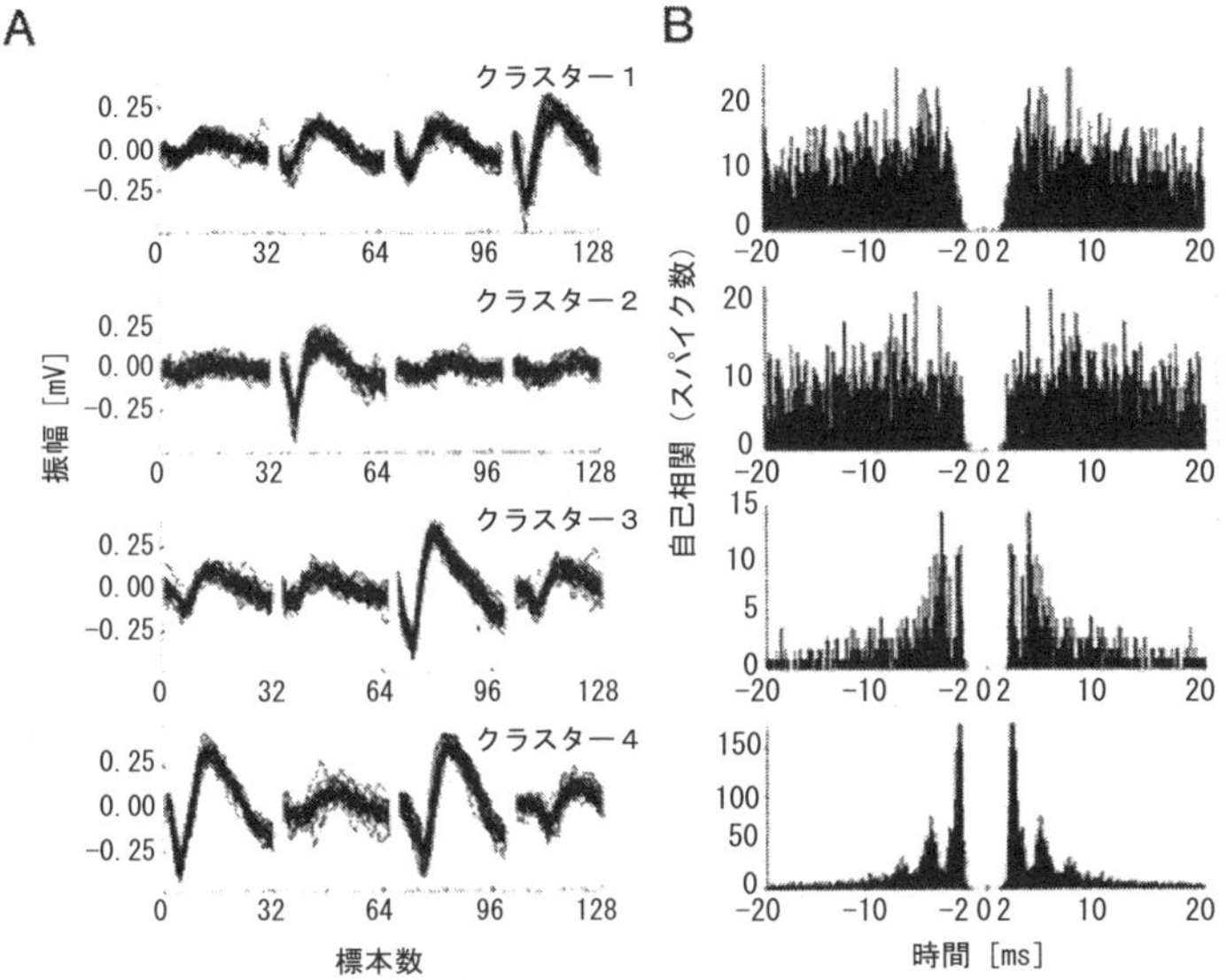

図27●電極4本1組から成るテトロードから分離された四つのニューロンの例。A：4本の個々の電極（マイクロワイヤー）それぞれが検出したスパイク波形（横に並んだ4つの波形）が、縦に並んだ4とおりのパターン（cluster 1-4）になることを示す。これはデータの一例であり、4本の電極だから常に四つのニューロンが分離されるわけではない。B：cluster 1-4それぞれが単一ニューロンの活動であることを、自己相関ヒストグラムにおける不応期の存在で示す。自己相関ヒストグラムとは、一つのニューロンの発火について相互相関解析（図13）を行うことであるが、どのようなニューロンにも1回発火するとその後1~2ミリ秒は発火しない性質（不応期）があるため、自己相関ヒストグラムの中央に必ず空白ができる。Takahashi et al.（2003）を改変。

発火をくり返すこと、すなわち局所的なセル・アセンブリが確実に働いていることを見つけた。まず同じサルに二種類の作業記憶課題を訓練した。記憶課題Aは、眼の前に提示された視覚刺激の提示時間を覚えて答える課題であり、記憶課題Bは、同じように提示される視覚刺激の色を覚えて答える課題である（図28）。訓練後、実験四で用いたテトロード電極を六組連ねたものを、それらを脳内で自由に上下できるマイクロドライブに取り付け、前頭連合野内の数ヶ所に刺し（図29）、二つの記憶課題を順に行っている時の多数のマルチニューロン活動を記録した。前頭連合野とは脳の先端にある部位であり、サルやヒトでよく発達しており、ここで用いたような記憶課題を行う際に強く活動することが知られている。

そして、実験四で開発した解析方法でマルチニューロン活動を個々のニューロン活動に分離して解析した結果、一〇分の一ミリメートルの範囲内にあるニューロン同士の約八〇％が、千分の一～千分の五秒の精度で正確に同期発火していることがわかった。またそのようなニューロン同士の約半数は、記憶課題が異なると、すなわちサルが覚える視覚情報の種類（提示時間または色）が変わると、同期発火を示したり示さなくなったりすることもわかり（図30）、同期発火が表現する情報の違いに応じて変化することも明らかになった。

この結果は、近接したニューロン同士のほとんどが、何らかの情報を表現するために局所的なセル・アセンブリを作り協調して活動していることを示している。また同時に、脳の情報表現に関する

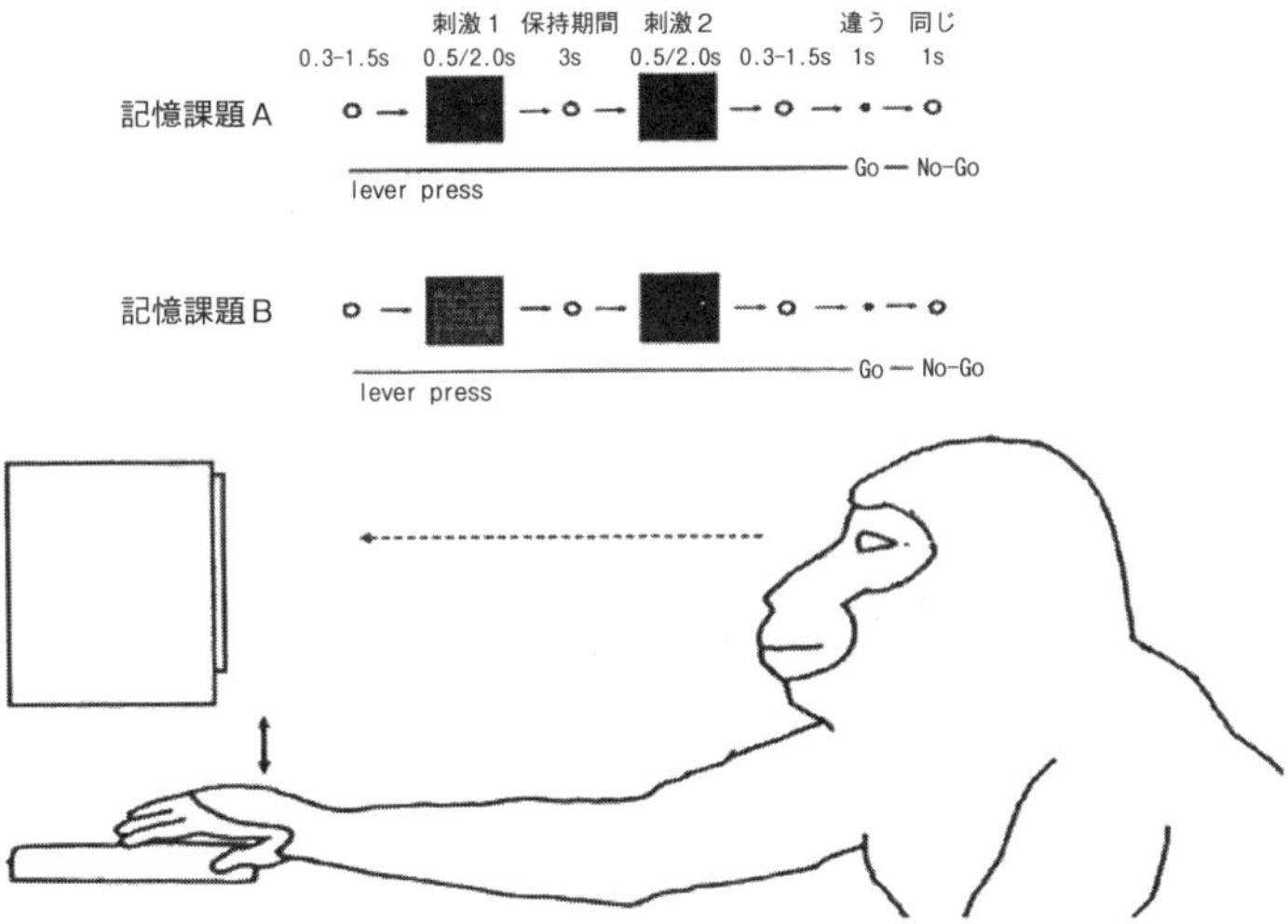

図28●サルに行わせた二つの記憶課題。サルがレバーを押すと、眼前のディスプレイに上図に示したように刺激が順次提示される。途中大きな四角形が２回、３秒間あけて提示されるが、記憶課題Ａでは、１回目の四角形の提示時間と２回目の四角形の提示時間が同じか異なるかについて、押し続けているレバーをいつ離すかで答えさせた。図中の Go とは違うと答えるために手を離こと、No-Go とは同じと答えるために手を離すことを意味する。サルが正しく答えるためには１回目の四角形の提示時間を覚え２回目と比較する必要がある。記憶課題Ｂでは、提示時間ではなく色を覚えさせるため、１回目と２回目の四角形の色が同じか異なるかについて、同様に答えさせた。Sakurai and Takahashi (2006) を改変。

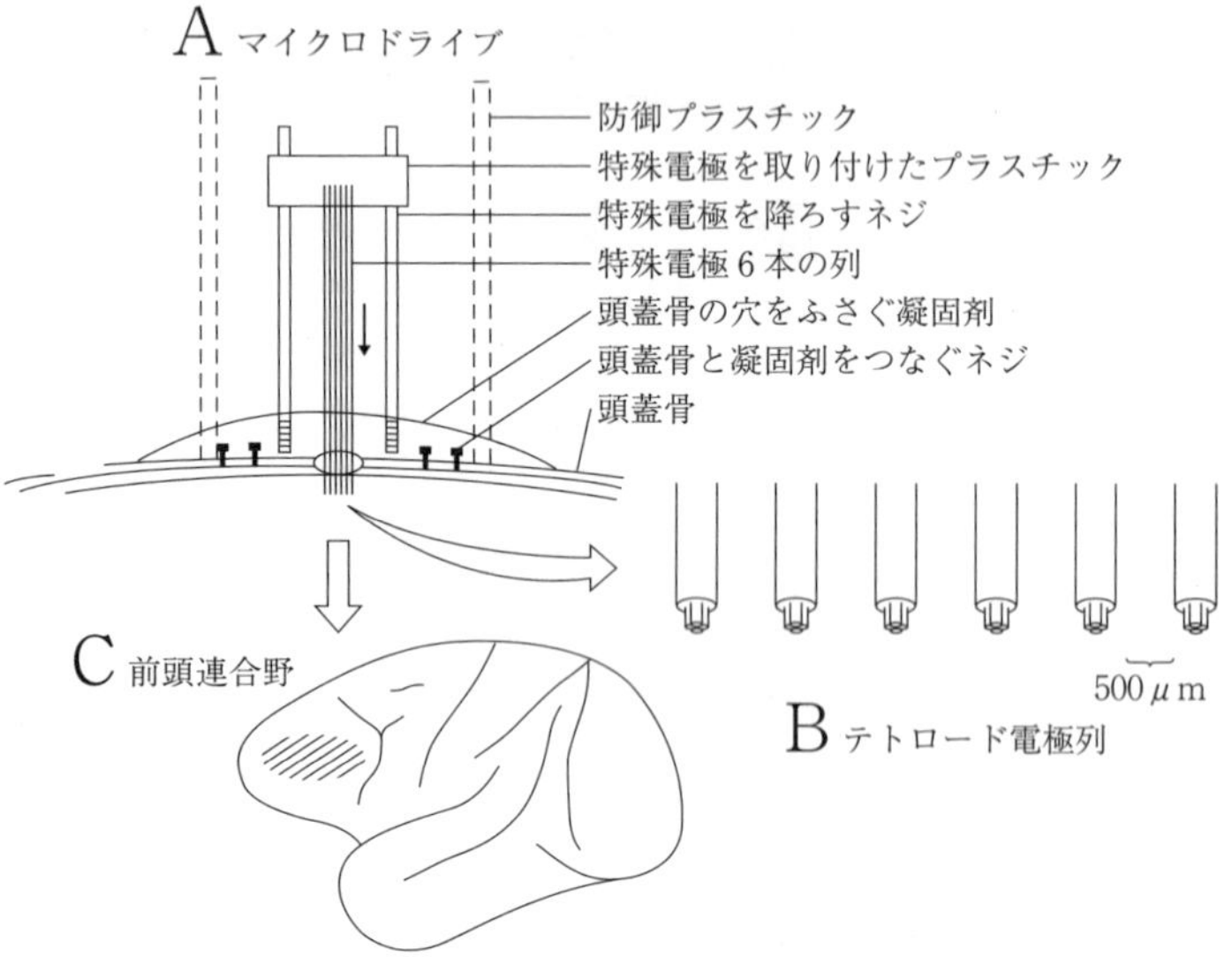

図29●実験で用いた記録法。基本は図10と同様である。直径2/100ミリメートルのタングステン線4本を束ねた特殊電極（テトロード）を用いた。A：テトロード列を脳内に徐々に刺入するためのマイクロドライブ。サルの頭蓋骨上に取り付けられている。B：テトロードを1/2ミリ間隔で6本並べたもの。C：テトロード列を刺入したサルの前頭連合野の部位。中心溝と呼ばれる部位（斜線）に刺入した。Sakurai and Takahashi (2006) を改変。

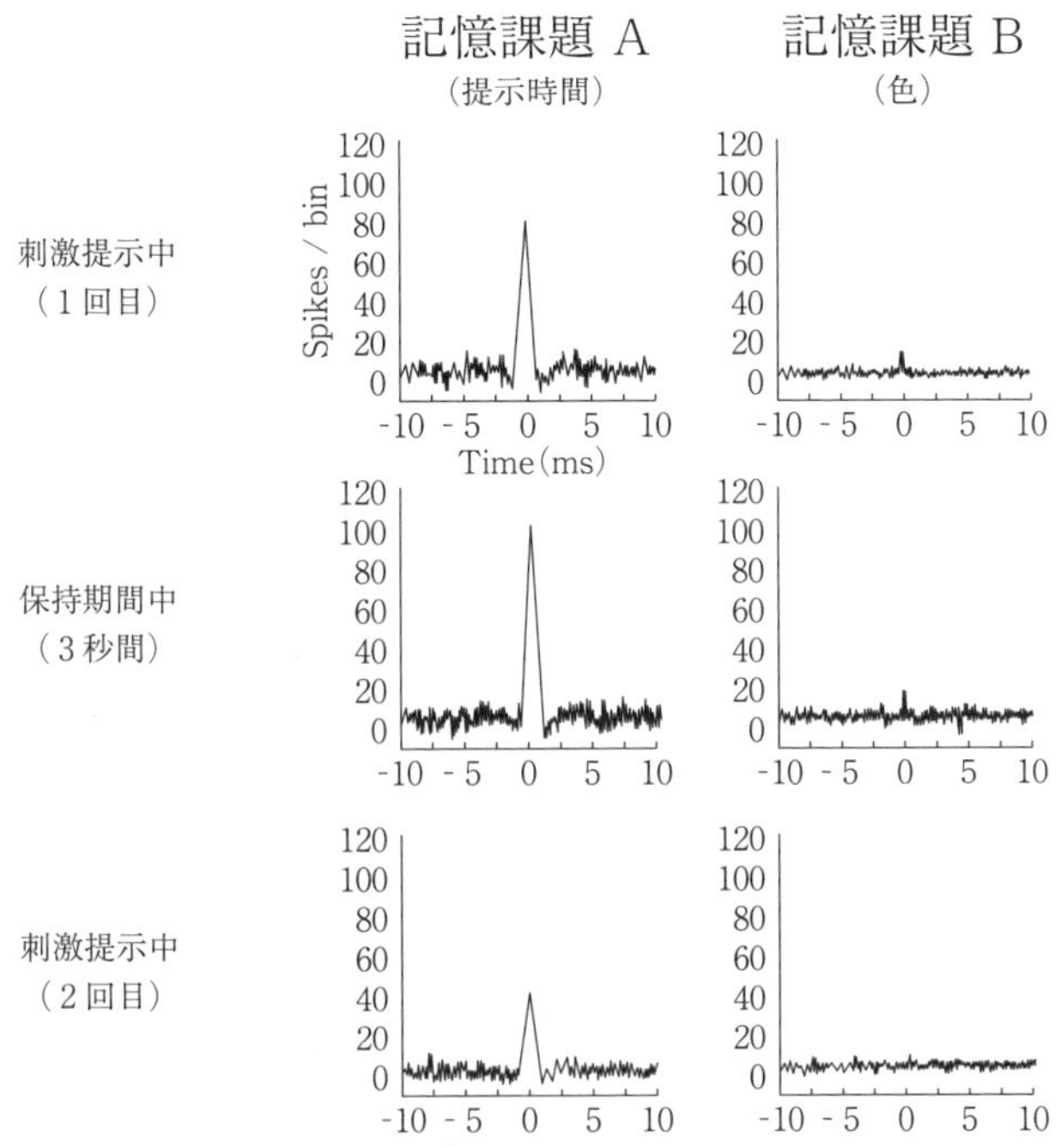

図30●近接した二つのニューロンの活動相関を示すコリログラムの例。横軸の単位は 1/1000 秒であり、縦軸は 1/1000 秒あたりの発火数を表している。左側 3 つのコリログラムは、サルが記憶課題Aを行っている時であり、右側三つは記憶課題Bを行っている時である。両方とも上から順番に、1 回目の四角形が提示されている時、その刺激の情報を保持（記憶）している時、2 回目の四角形が提示されている時、それぞれについて解析した結果である。保持すべき情報は、記憶課題Aでは提示時間であり、記憶課題Bでは色である。左側（記憶課題A）のコリログラムでは、中央 0 点を中心にほぼ 4/1000 秒の範囲で鋭いピークが見られており、この二つのニューロンの発火時間にほとんどずれがなく、正確に同期していることがわかる。また、このようなピークが右側（記憶課題B）のコリログラムでは見られないことから、ニューロン間の同期発火が表現し活用する記憶情報の違いに応じて変化していることもわかる。Sakurai and Takahashi（2006）を改変。

長年の謎も解き明かしている。その謎とは、神経回路網を作り信号を伝達しているニューロン一つ一つの活動がきわめて不安定であり、時にはニューロンそのものが死滅したり外傷で壊れたりするにも関わらず、なぜ脳が優れた情報表現を行えるのかという謎である。この実験の結果から、個々のニューロンが不安定でもろくても、近くのニューロン同士が高い精度で一緒に活動しお互いを補い合っていることがわかった。このことは、脳の情報処理方式を理解するうえで大きな飛躍であり、いわゆる脳型コンピュータや、次章で述べるブレイン－マシン・インタフェースなど、脳の情報処理方式を模したり活用したりする機械を作るうえで大いに役立つはずである。また後の章で述べるように、脳は単なる精密機械とは異なり、小さな損傷では機能があまり損なわれず、大きな損傷でもリハビリで機能が回復することがある。そのような機能代償などの「脳のたくましさ」を生むメカニズムについてもこの成果を契機に理解が進み、いわゆる神経リハビリテーションの発展につながる可能性がある。なおこの成果には社会的な関心も高く、読売新聞（オンライン）、日本経済新聞、科学新聞、日刊工業新聞をはじめ多くの新聞で報道された。

7 構造的変化によるセル・アセンブリの固定化（実験六）

実験一〜実験五は、記憶課題中の情報表現とセル・アセンブリの関係を電気生理学的な方法で示した。そこでは、記憶課題の違いに応じて、すなわちそれら課題で表現する情報の違いに応じてダイナミックに変化するセル・アセンブリの姿が示唆された。このような情報の違いに応じすばやく自在に変わり得る機能的なシナプス結合は、主にシナプス後膜での受容体の変化により生じるのであろうが、それはマルチニューロン活動の記録という電気生理学的手法により初めて検出可能となる。しかし同時に、もし必要とあれば、その自在なダイナミクスを抑え、安定した神経回路として固定され得ることもセル・アセンブリのもう一つの特性である。例えば生涯にわたり忘れ得ない長期記憶としての情報の表現などである。この場合、シナプスの長期的変化を引き起こす構造的変化が生じているはずであり、それが機能的でダイナミックなセル・アセンブリを構造的で安定した神経回路として固定していくと考えられる。すなわちセル・アセンブリとは、機能的なソフトウエアと構造的なハードウエアのどちらにもなり得る実体と言えるが、その一方のハードウエアとしての変化を検出するためには、シナプスの構造を変えたり神経回路を新たに形成するための蛋白合成につながる遺伝子発現を検出する必要がある。

そのような遺伝子発現を検出し解析した研究が、筆者と基礎生物学研究所・山森哲雄教授の共同研究であり、当時京都大学大学院生として基礎生物学研究所で研究していた坂田秀三博士（現在は米国ラットゥガー大学の研究員）が行った優れた実験であった。坂田博士は、常に同時提示される視覚刺激と聴覚刺激のどちらか一方に注意を向け反応するという学習課題を行っているラットの視覚野と聴覚野を対象として、最初期遺伝子ｃ－Ｆｏｓの発現を調べた。そして、同じ視聴覚刺激が与えられていても、ラットが視覚と聴覚のどちらの刺激に注意を向け反応の手掛かりとしているかにより、つまり脳がどちらの情報を表現するかにより、ｃ－Ｆｏｓが視覚野と聴覚野で異なって発現することを示した。すなわち、それらの部位では情報表現に基づき新たに蛋白質が合成され、シナプスの構造的変化が生じたのである。しかもそのような課題の違いで変化する、つまり脳が表現する情報に依存したｃ－Ｆｏｓ発現を示すニューロンは、興奮性のニューロンだけであった。このことは、ヘッブ博士のオリジナルの仮説に見られる、セル・アセンブリが興奮性ニューロンにより作られるという記載と合致し、特に興味深い。このような神経回路網の構造的な変化とセル・アセンブリを対応させた研究は、最近急速に生み出されている様々な遺伝子改変マウスとマルチニューロン活動の記録を組み合わせることで、さらに進展するかもしれない。しかし、セル・アセンブリをマルチニューロン活動から検討する実験のほとんどはラットを用いており、記録の技術においても、学習課題の訓練においても、ラットの方がはるかに利点がある。今後は遺伝子改変ラットの開発と活用が是非とも必要であろう。

第5章 情報表現とブレイン─マシン・インタフェース

1 ブレイン─マシン・インタフェースとは何か

行動している動物やヒトの脳からマルチニューロン活動を記録し、セル・アセンブリという、情報を表現する実体を検出する実験について述べてきた。そこで、もしそのように検出したニューロン集団の活動が本当に情報を表現しているならば、それを外に取り出して情報として活用し、例えば機械を操作できるはずである。すなわち心を外に取り出し、手足を使わず思ったとおりに機械を動かすことができるはずである。このまるでSFのような発想を実際に試みる研究が、ブレイン─マシン・インタフェース（Brain-Machine Interface：BMI）である。本章では、脳の情報表現と深くつながるこの新しい研究テーマについて述べてみたい。

ＢＭＩとは、ニューロン活動など脳の活動でロボットなどの機械を動かすシステムを主に指し（運動出力型）、いわば第二の身体を制御する技術と言えるが（図31）、機械ではなく身体の筋肉を直接制御するシステムも含む。また、そのような第二の身体を介さずに、身の回りにある機械を脳が直接制御するシステムも意味する（図32）。これらが実現すれば、自分の手足のように自在に操作できる義手や義足、「考えるだけで」動いてくれるスイッチやキーボード、あるいは麻痺した手足の復活などが可能となる。ＢＭＩをさらに広くとらえれば、脳の出力を機械に送り制御するだけでなく、機械の信号を脳に直接送り込み脳活動を操作するシステムも意味する。これらは、失われた脳のある部位の働きを刺激して補う脳内刺激システム（直接操作型）や、失われた感覚を機械からの信号入力で補う人工感覚システム（感覚入力型）などであるが、脳の情報表現を検出して活かすＢＭＩとなると運動出力型になる。

ＢＭＩに関わる脳科学の基礎的研究は一九八〇年代あたりから始まっていたが、典型的な運動出力型のＢＭＩである「脳の信号でロボットを操作するシステム」を示す研究論文が、定評ある学術誌に掲載され始めたのは二〇〇〇年前後である。図33はそのような研究の代表例である。以降、現在に至るまでに飛躍的な進展が見られ、米国では人への臨床試験も本格的に始まっている。

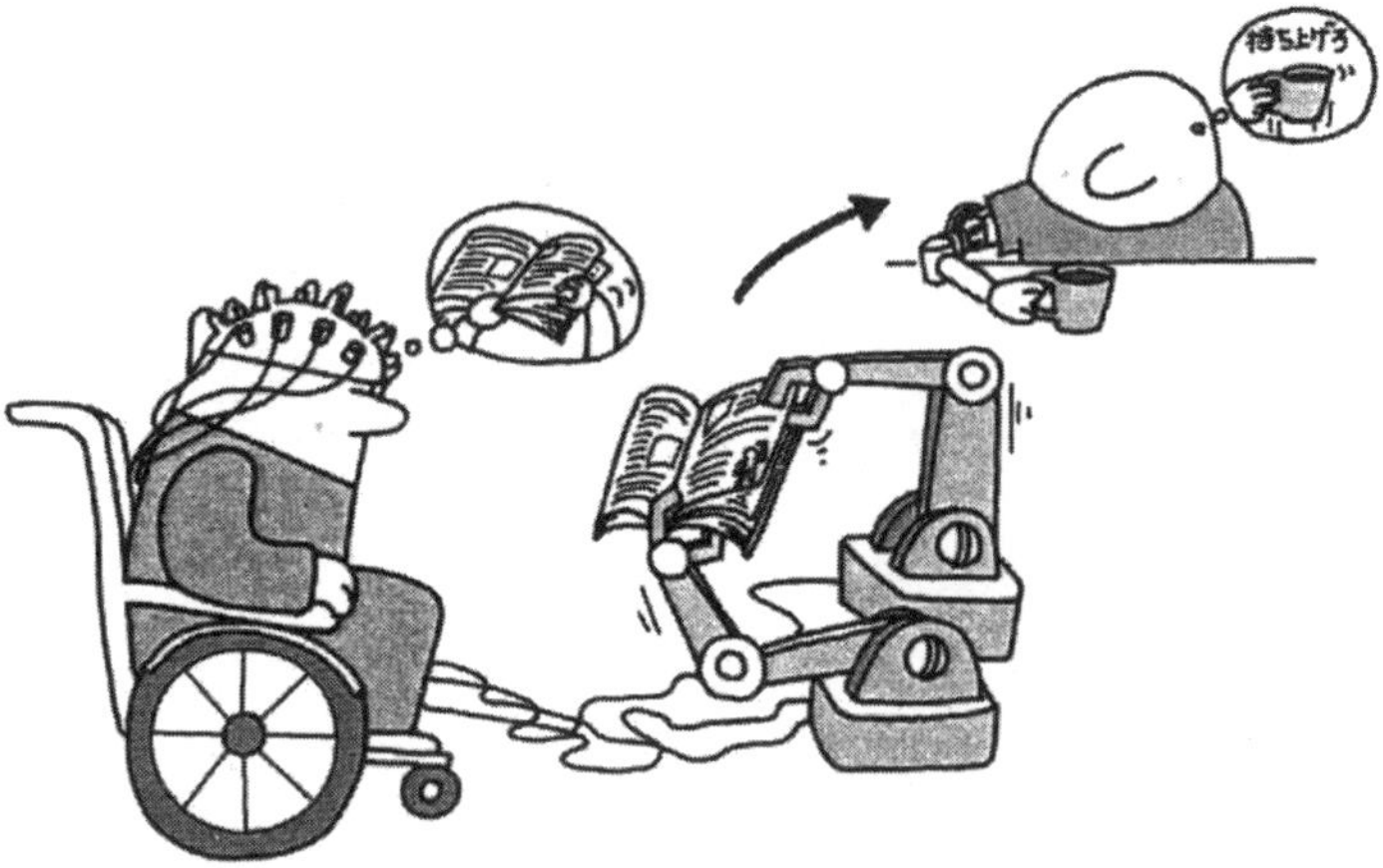

図31●第二の身体（ロボットや義手など）を制御するブレインーマシン・インタフェース。櫻井・他（2007）より。

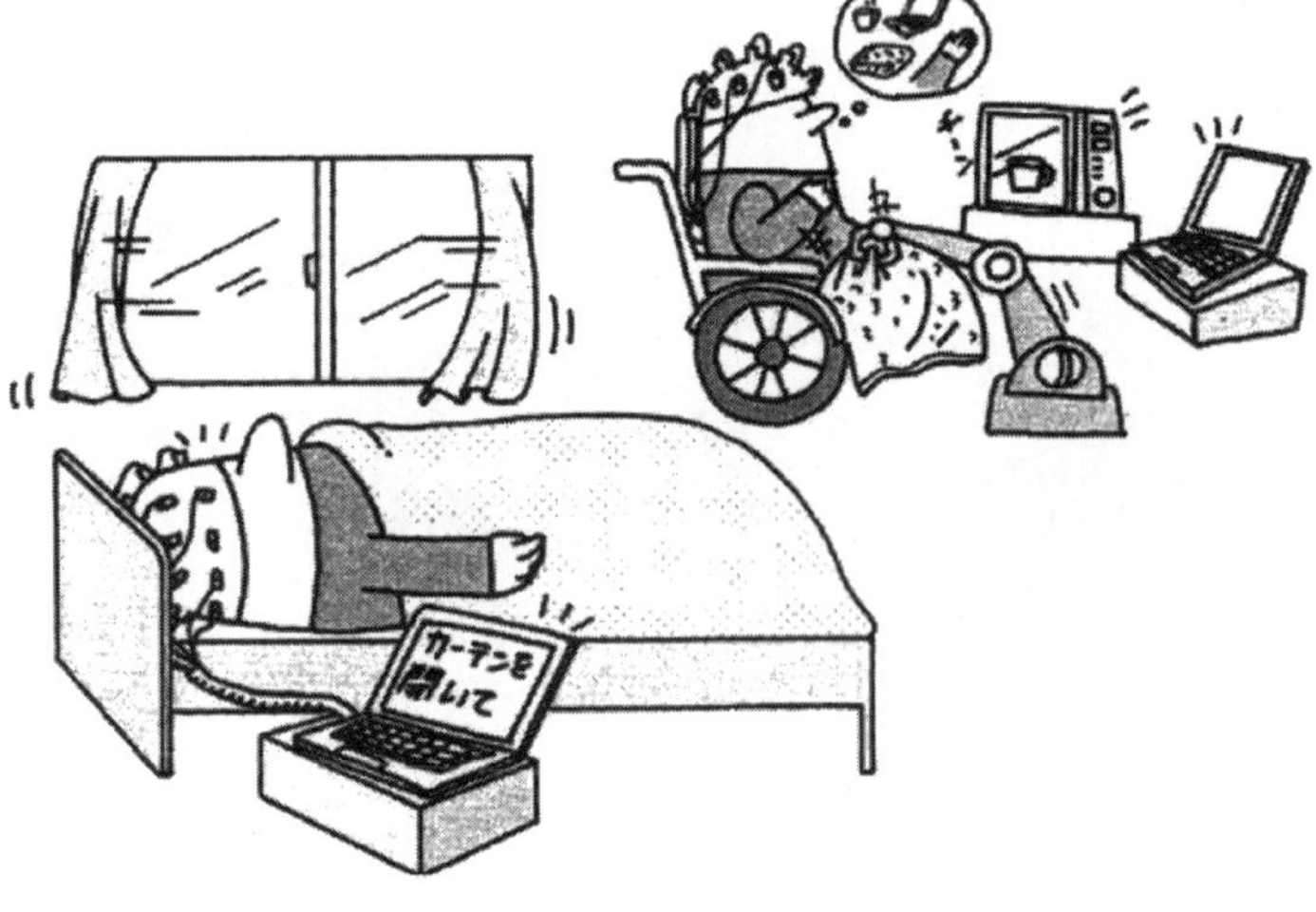

図32●機械を直接制御するブレイン―マシン・インタフェース。櫻井・他（2007）より。

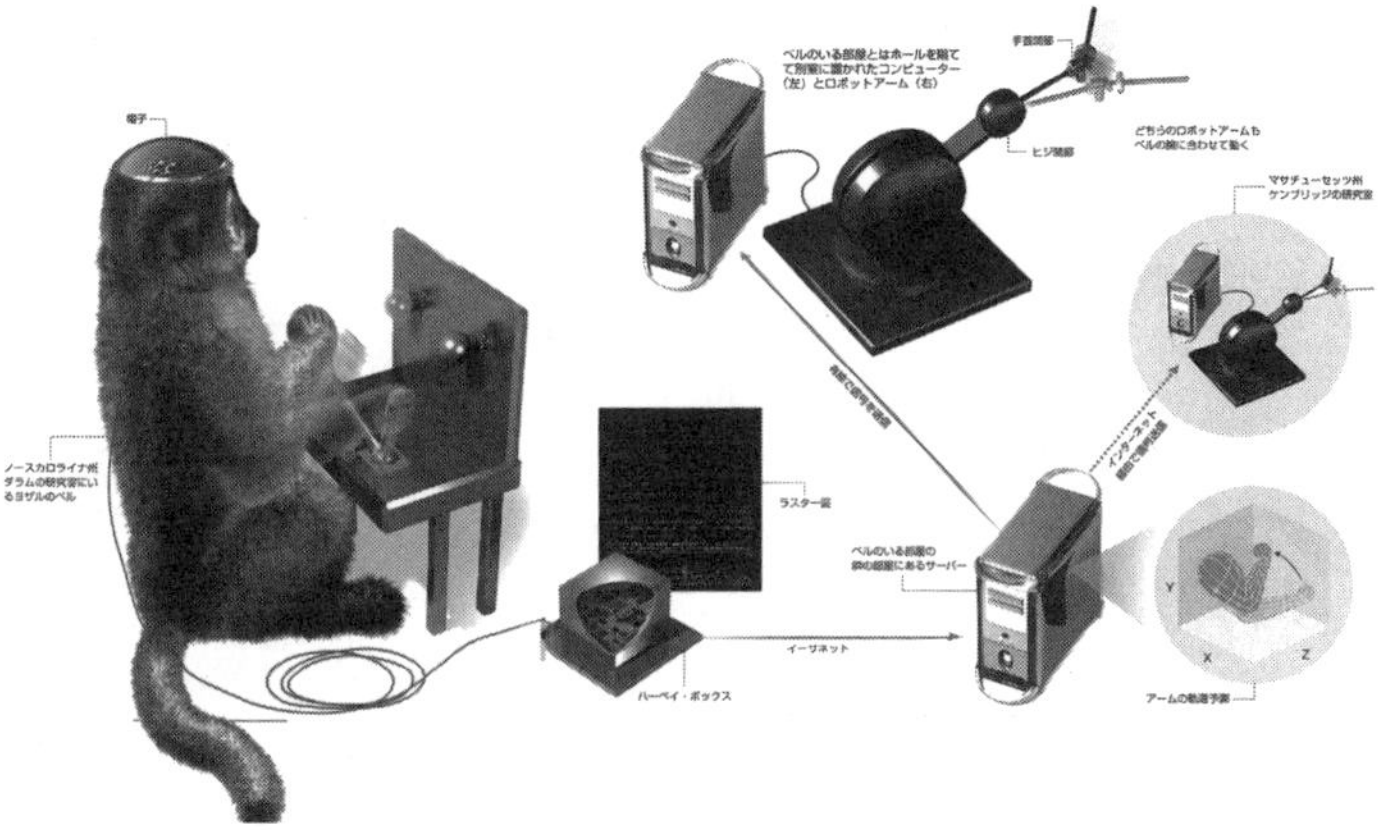

図33●ブレインーマシン・インタフェースの代表的な研究。ヨザルの運動野から記録している数百のニューロン活動で、腕と同じ動きをロボット・アームに再現させた。ニコレリスとチェーピン（2003）を改変。

2 ラットの運動野によるBMI（研究例一）

運動出力型BMIのパイオニア的研究として有名なラットの実験は、一九九〇年代にハーネマン大学でJ・チェーピンらにより実施された。小さな箱の中に喉が乾いたラットを入れ、壁に付いているレバーを押すとコントローラのスイッチが入り、一滴分の水が乗ったロボットアームが眼の前に出てきて飲めるようになっていた（図34）。簡単な訓練により、ラットは前足でレバーを押し水を飲むことを覚え、繰り返しレバーを押すようになった。同時に、あらかじめラットの脳の運動野には多数の電極が刺してあり、ラットが前足でレバーを押すたびに、四〇～五〇個のニューロンから発生したスパイクを記録した。そして、それらスパイクの発生頻度とラットの運動を対応させ解析し、各ニューロンのスパイクに適切な重み付けをしてニューロン集団の活動を積分的に加算処理することで、ラットの前足の動きを予測し、その予測信号をインタフェースから出力できることがわかった。次に、その出力を水飲み用のアームを制御するコントローラーにつなぎ、ラットがレバーを押す際に生じる運動野のニューロン集団の活動だけでもアームが出るようにした後、レバーとコントローラの接続を外した。当然、ラットがレバーを押してもアームは動かないが、レバーを押す時に表れるニューロン集団の活動によりアームが動き、ラットは水を飲むことができた。そしてしばらくすると、ラットはも

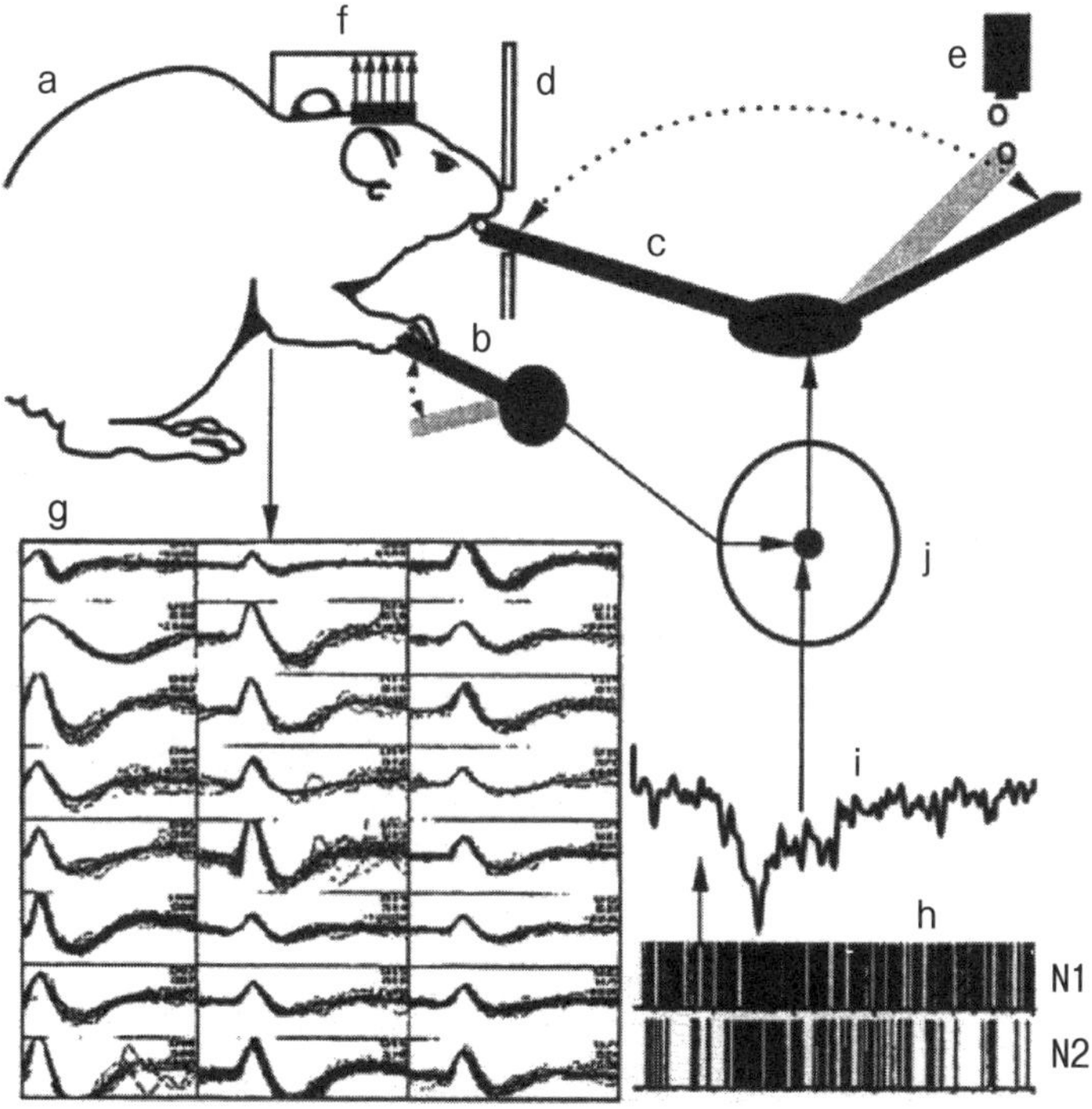

図34●ラットの BMI システム。a：ラット、b：レバー、c：ロボットアーム、d：壁、e：水滴を出す装置、f：脳内の電極列、g：各電極から記録されたニューロン集団の活動、h：集団内の2個のニューロンの発火頻度、i：その積分値、j：ロボットアームを制御するコントローラ。Chapin et al (1999) を改変。

はやレバーを押すことはせず、運動野のニューロン集団を活動させるだけで、アームを動かして水を飲むようになったのである。人間は、実際に手を動かすことをしなくても、手を動かそうと考えたり、手を動かす場面を想像することが可能であるが、この時ラットがレバーを押そうと考えていたかどうか、あるいは押すという動作を想像していたかどうかは、もちろん不明である。しかし、レバーを押すときと同じほぼニューロン集団の活動パターンを、実際に運動しなくても自在に生み出していたことは事実である。この実験の成功によりBMIは一気に現実化し、他の多くの研究が登場してくるようになった。

3 サルの運動野によるBMI（研究例二）

ラットでの成功後、チェーピンの共同研究者M・ニコレリスはデューク大学に移り、ヨザルを用いたBMIを開発した（先の図33）。まず、運動野から百個近いニューロンを同時に測定できるマルチニューロン記録システムを作った。これは直径五〇ミクロンほどの細い（記録電極としては太目の）ワイヤー電極を多数、一次運動野に埋め込み、多数のニューロン活動を同時計測する方法である。動物にヨザルを選んだ理由は、その運動皮質には皺がなくなめらかであり、多数のワイヤーを並べ同じ深さに埋め込むには都合が良かったからである。埋め込まれたワイヤー電極は脳の中で安定しているため、同じマルチニューロン活動を数ヶ月〜数年にわたり記録できるという。

まず、ヨザルが手を伸ばしてフルーツ片をつかみ口元に運ぶ際の手首の動きセンサーで計測し、一次運動野のニューロン活動と対応させ解析した。そして、多数ニューロンの活動を単純に線形加算（積分）すると、手の動きを数百ミリ秒前に高精度に予測できることがわかった。そこで、多数のニューロン活動をリアルタイムに検出するアルゴリズムをインタフェースに組み込むことで、五〇〜一〇〇ミリ秒単位でマルチニューロン活動を積分し、それをロボットアームの三次元動作を制御する信号に変換するようにした。そして、ヨザルが目の前にあるスクリーン上の左右のランプの点灯にあわせ、ジョイスティックを手で左右に動かしている時、運動野の多数ニューロンの活動でロボットアームを制御したところ、ロボットアームはサルの腕と同じ動作をしたのである。さらに、一次運動野だけでなく頭頂連合野や運動前野からも多数のニューロン活動を同時記録することで、腕の動作をより正確にロボットアームで再現できるようになった。

このBMI実験には多くの重要な事実が含まれている。まず、運動野にある数千万のニューロンの中からわずか五〇〜一〇〇個をランダムに選び計測することで、ロボットが腕とほぼ同じ動作をしたことである。またそのロボットアームの動作の精度は計測したニューロンの数にほぼ比例したが、腕の動作を九五％の精度で予測するには、わずか五〇〇〜七〇〇個のニューロンで十分であるという。

これらの結果は、これまで神経科学の実験で広く行われてきた解析法、すなわち一つ一つのニューロン活動の特性を詳細に調べる方法は、脳が表現する情報をとらえるにはあまり意味が無く、腕の動作を表す情報は運動野の中に広く平均化され分散していることを示唆している。

ニコレリスも述べているが、このような情報の分散的な表現は、動物が生存する上できわめて有益であり、それが脳独特の冗長性、つまり部分的な損傷を受けても影響を受けなかったり、大きな損傷でも回復するという特性を生み出していると思われる。すなわち、情報が多数のニューロンに分散されて表現されているということは、特定のニューロンには依存していないということであり、それがニューロンの死滅や小さな損傷に対する脳の頑強性を生み出している可能性が高い。このようにBMIの研究は、脳の情報表現とは何か、あるいは、脳はどのように働いているのか、という神経科学的な問いに対しても重要な示唆を与えてくれる。

4 少数ニューロンによる高精度なサルのBMI（研究例三）

サルのBMIに関しては、上記のニコレリスの研究室以外にも、ピッツバーグ大学のシュワルツ博士やカリフォルニア工科大学のアンダーセン博士の研究室も有名であり、米国では次第に広がりを見せている。そして、間違いなくニューロン集団の活動でロボットアームを制御できることが報告されており、その精度やリアルタイム性も次第に向上している。しかしそれらの研究は、サルの手の行き先だけを直接推定しているか、ロボットアームの動作をサルが見ながら調節する方式がほとんどで、腕の動きそのものを正確に予測し再現しているわけではない。また、脳のどの部分のニューロンの活動をどれだけ計測すれば運動を予測できるか、あるいは、ニューロン活動をどうのように処理すれば正確に運動を予測できるかについても、不明な点が多く、様々な方法が提案され試行錯誤が続いている。

そのような中で、小池康晴（東京工業大学）、飯島敏夫・広瀬秀顕（東北大学）、筆者（京都大学）による研究チームは、サルの一次運動野のニューロン活動から腕の筋肉活動をまず推定し、その推定した筋肉の活動から腕の関節角度とその変化を推定するという独自の方法を確立することで、より高精度のＢＭＩを作り上げることに成功し、二〇〇六年に論文として公表した。これは国内初の本格的なＢＭＩの研究論文であり、日本経済新聞をはじめいくつかの新聞で報道された。まず、ニホンザルが注視点の左右にあるボタンに向かい左腕を動かしているとき、一次運動野のニューロン活動、腕の筋肉活動を示す筋電信号、及び腕の動き（関節角度）の軌道を同時計測し、コンピュータにそれらの間の関係を学習させた。そして、ニューロンの活動→筋肉の活動、および、筋肉の活動→腕の動き、それぞれを計算するモデルを作成した。具体的には、図35Ａに示すように、サルが右か左のどちらか光

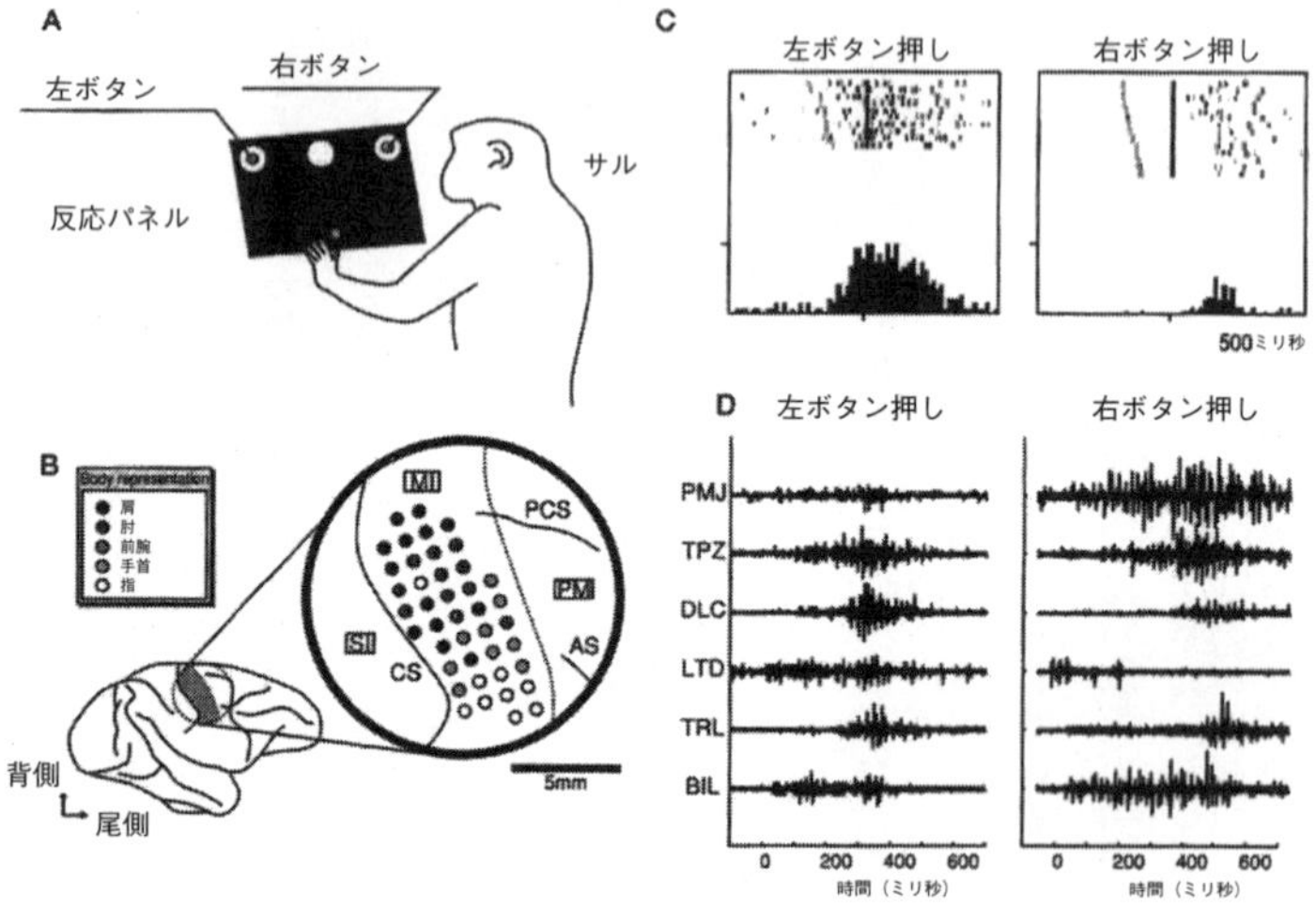

図35●開発したサルのBMIシステム。A：サルの上肢到達運動課題。真ん中のボタンを押し次に左右どちらか光が点いたボタンを押す。B：ニューロン活動を記録した一次運動野の部位。MIは一次運動野、SIは一次体性感覚野、PMは運動前野。左上枠内に示すように各記録部位は腕の各部位（肩、肘、前腕、手首、指）の筋肉に対応している。C：ニューロン活動の例。左図は左のボタンを押した時、右図は右のボタンを押した時の活動。各図上部の縦線はサルが運動を開始した時点を示し、最下部は全試行を加算したヒストグラムである。D：腕の筋電信号の例。左図は左のボタンを押した時、右図は右のボタンを押した時。左端の記号は筋部位の名称である。Koike et al.（2006）を改変。

がついた方を押す課題を実行中に、図35Bに示す一次運動野四二カ所からニューロンの活動を記録し、その中で肩や肘の運動に関係している一八個の神経細胞の活動を用いた。それぞれのニューロンは、例えば図35Cに見られるような活動を示す。一方、サルの運動中に、図35Dに示すように腕の六カ所の筋肉から筋電信号を計測した。さらに、手首、肘、肩の位置を三次元位置計測装置を用いて記録し、肩と肘の関節角度を計算により求めた。これらのデータを用いて、一八個のニューロン活動から左右への運動中の筋電信号を推定した結果を図36に示す。推定値（実線）と実測値（点線）がよく一致していることがわかる。そしてニューラルネットワークのモデルを用い、それら筋電信号から関節角度を推定すると、関節角度すなわち腕の動きを精度良く再現できることがわかったのである。

5　ラットの海馬によるBMIとニューロン活動の変化（研究例四）

これまで紹介したように、動物を使ったＢＭＩは、主に運動野ニューロンの出力信号で外部機器を制御する方式である。しかしＢＭＩに繋がった脳は、その活動で外部機器を制御すると同時に、それをより上手く制御するため脳自身の活動を変えることがわかっている。そこで筆者の研究グループ（京都大学）は、学習による可塑的な変化が生じやすい海馬を対象とし、身体の代わりに海馬のニュ

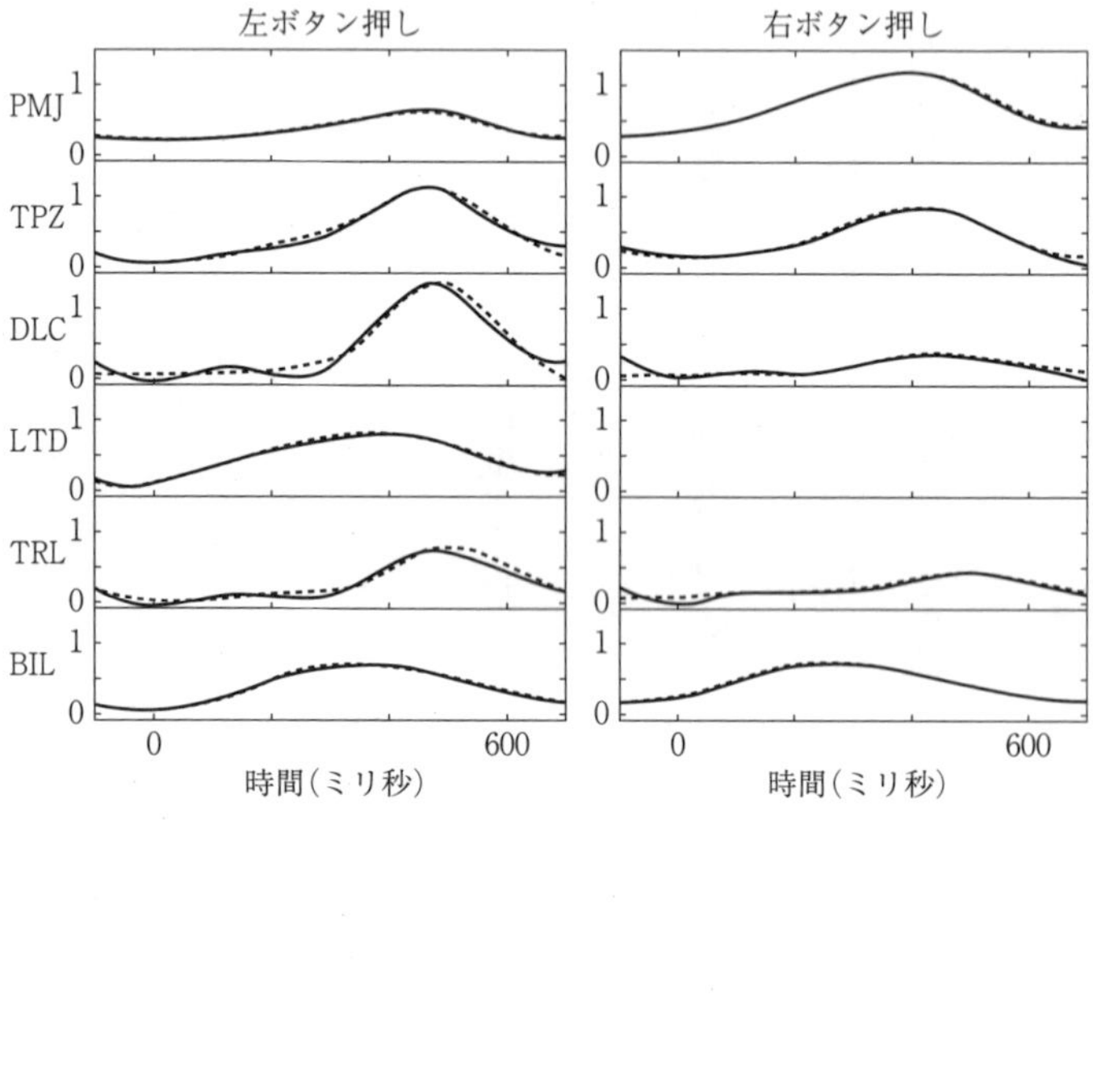

図36●サルのBMIシステムによる筋電信号の推測。腕の筋電信号の実測値（点線）とBMIによる推定値（実線）を示す。左図は左のボタンを押した時、右図は右のボタンを押した時。左端の記号は筋部位の名称である。Koike et al.（2006）を改変。

ーロン活動で外部機器を制御するBMIを構築し、そこで生じるニューロン活動の変化を解析している。

まずノーズポーク反応（鼻先を穴に入れる行動）によるさまざまな学習課題を考案し、ラットに訓練した。同時に、一二本のワイヤー電極を束ねた特殊電極（ドデカトロード）と専用マイクロドライブを開発し、それらと独立成分分析（ICA）を組み合わせたマルチニューロン活動記録解析システムRASICA（Realtime and Automatic Sorting with Independent Component Anaysis）を作製した。このシステムは、マルチニューロン活動から個々のニューロン活動を自動的かつリアルタイムで抽出することができ、それらニューロン活動の発火頻度や、複数のニューロン間の同期発火を検出し、機械制御信号として出力することができる。特許出願も済ませており、高橋晋博士による画期的なマルチニューロン活動記録解析システムである。そしてこのRASICAシステムを基盤とするBMIシステムを構築し（図37）、ニューロン集団のさまざまな活動をノーズポーク反応に置き換え報酬を与える実験を進めている。

このBMIに繋がることで海馬ニューロン活動が劇的に変化することを示すデータが、すでにいくつか得られている。たとえば、ラットにノーズポーク反応をすると餌が出てくるという単純な課題を訓練し、次に海馬CA1から同時記録した一〇個のニューロンからなるマルチニューロン活動をBMIシステムに入れ、それらがある一定時間内に一定の回数以上発火することをノーズポーク反応の代

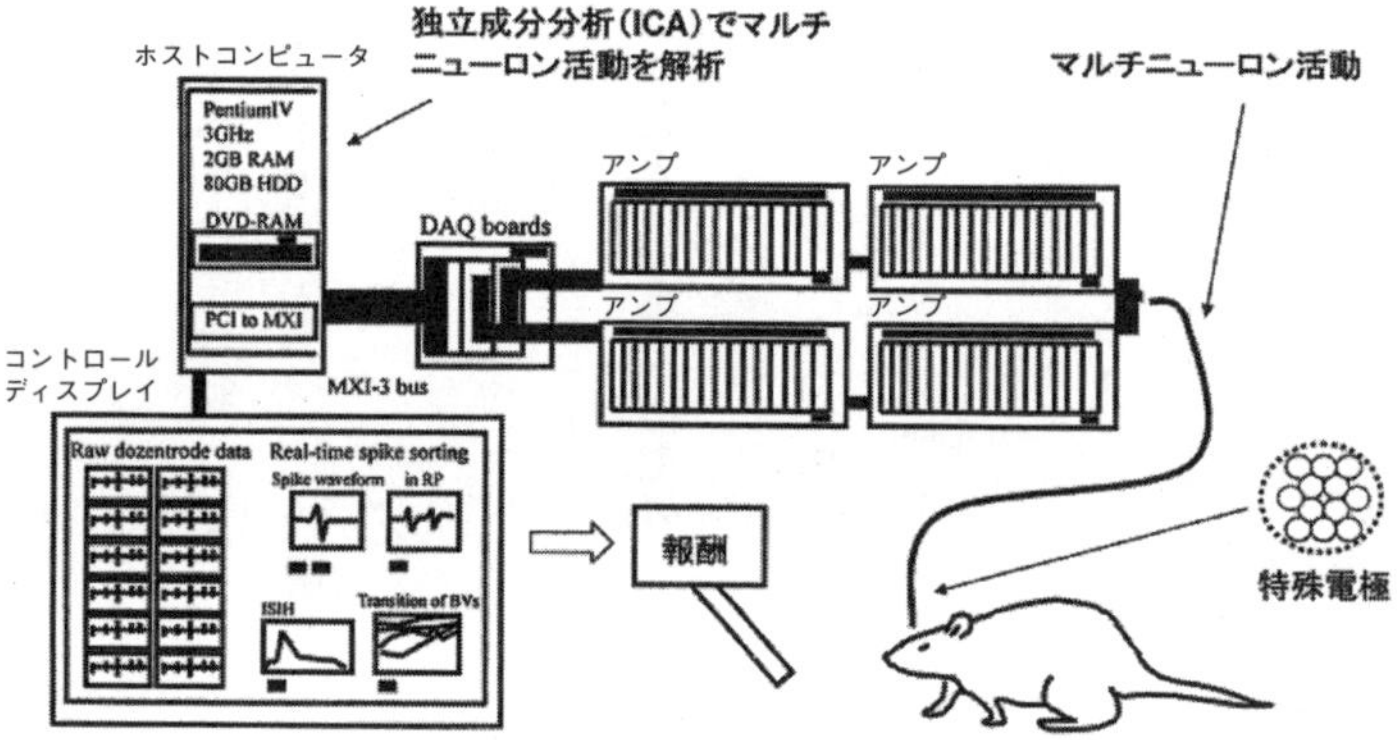

図37● BMI 実験システム。マルチニューロン活動をリアルタイムで個々のニューロン活動に自動分離する記録解析システム RASICA を用いている。Takahashi & Sakurai (2005) を改変。

わりとした。その結果、約三〇分ほどでニューロンの発火頻度が数倍に増大し、ニューロン間の同期発火も高頻度で生じるようになった（図38）。すなわち、神経回路網を構成する個々のニューロン活動とニューロン間の同期発火は、BMIにつながり行動の代わりとなることで、短時間に変化し増大することがわかった。また別の課題では、ノーズポーク用の穴をドアでふさぎ、それを八秒間隔（試行間間隔）毎に開けてノーズポーク反応をさせた。そして先と同じマルチニューロン活動で反応の代わりをさせたところ、ドアが開いている試行期間中は、ただちに発火頻度も同期発火も増大したが、ドアが閉まっている試行間間隔中は、発火頻度と同期発火共に訓練をとおして次第に減少していった。すなわち、海馬のニューロン活動と同期発火は、BMIにつながり行動の代わりとなることで、単に増大するだけではなく、課題に合わせ適切に制御されることもわかった。

6 ヒトの運動野によるBMI（研究例五）

これまで紹介したように、BMIはまだ動物実験の段階と言えるが、ブラウン大学のJ・ドナヒュー博士らは早くも人で臨床試験を開始している。バイオテクノロジー企業のサイバーキネティックス社など三つの機関との共同研究であり、その詳細は、まずウエブサイトに動画で紹介され、その後論

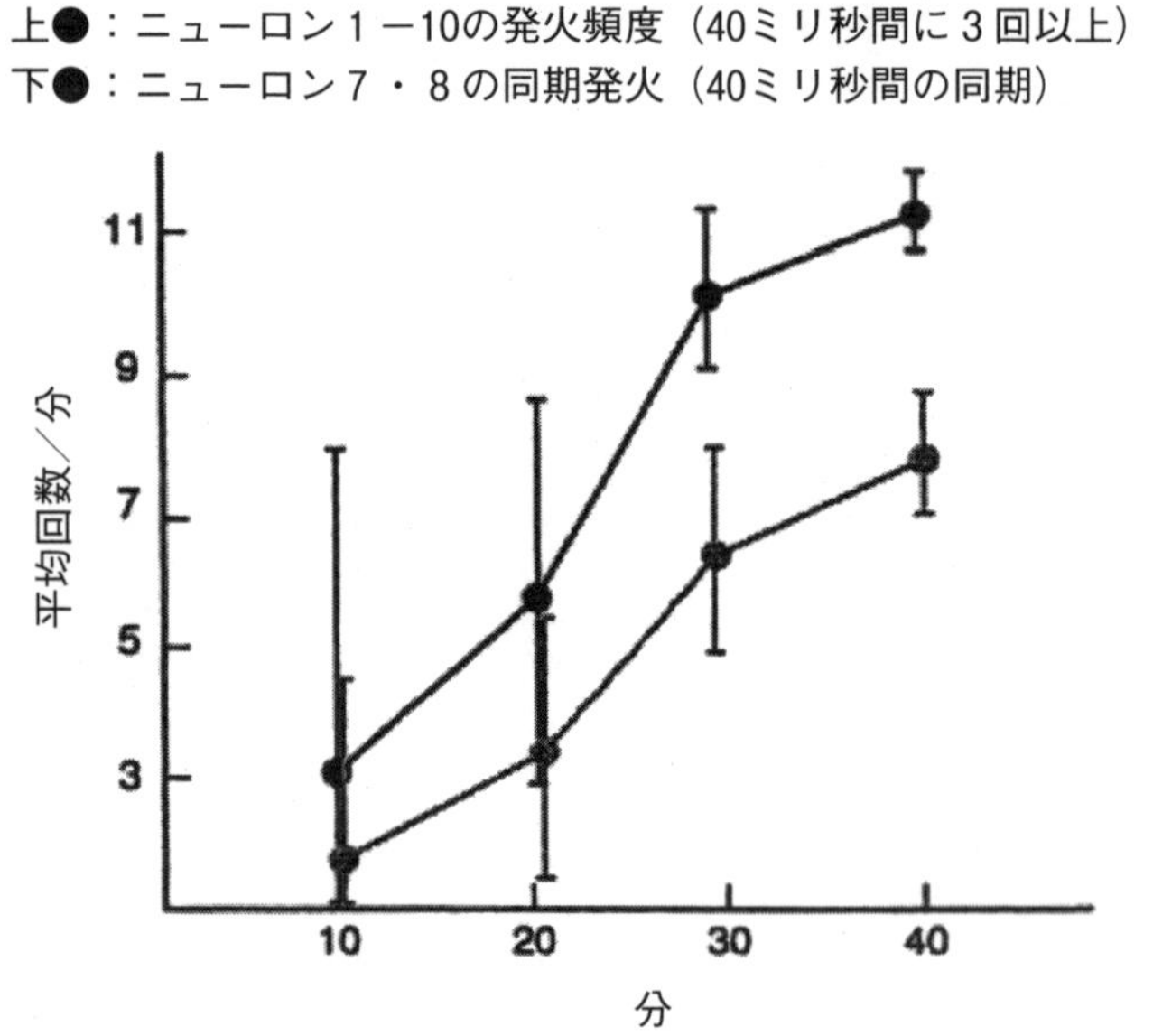

図38● BMI システムに繋がった海馬ニューロンが示す発火頻度（Population Firing）と同期発火（Synchronous Firing）の変化。

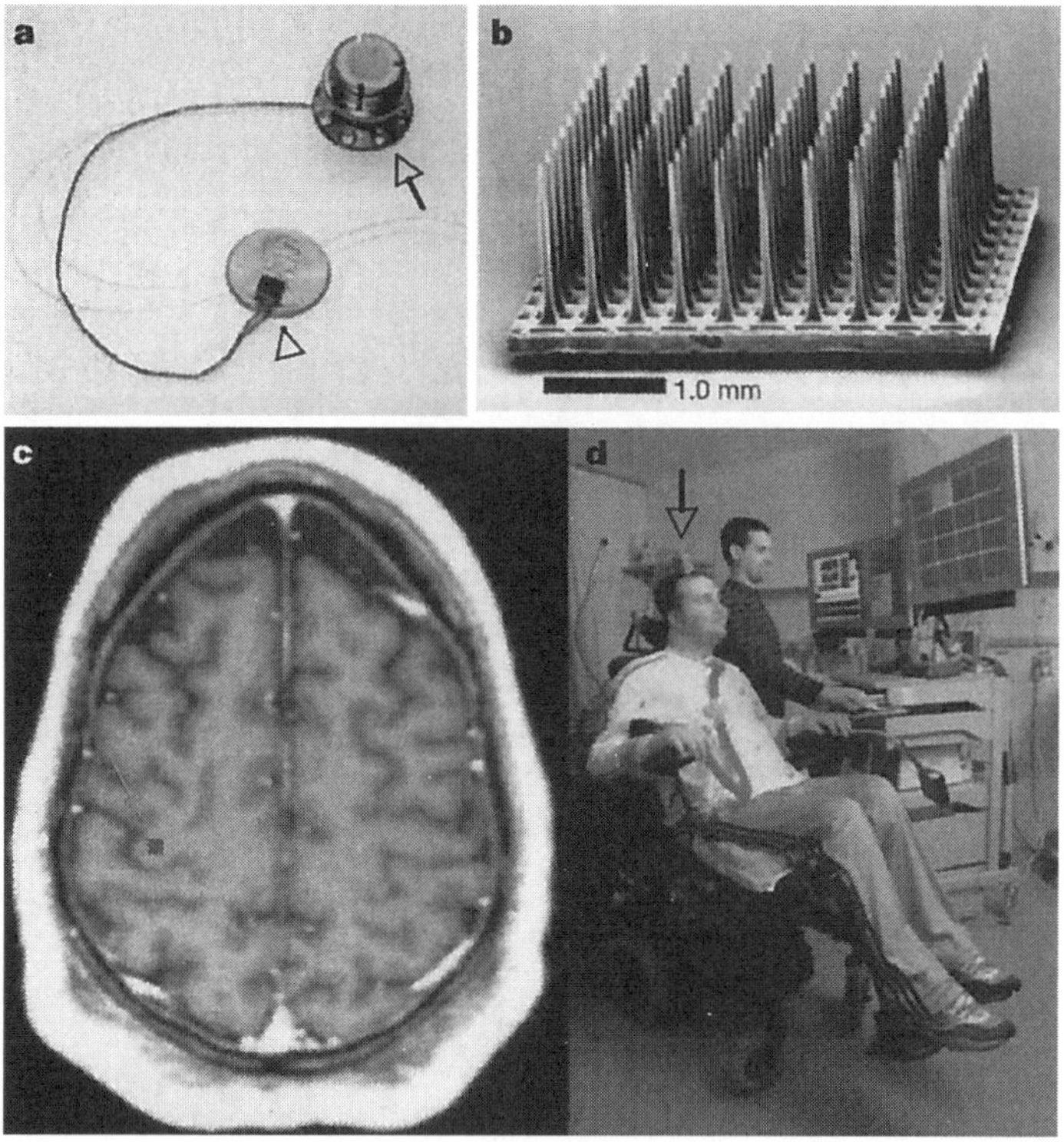

図39●人の臨床試験で用いられているBMIシステム。a、b：ブレイン・ゲイトと呼ばれる電極のシステム、c：電極埋め込み部位、d：実験場面。Hochberg et al. (2006) より。

文で詳しく報告された。臨床試験の参加者ナジール氏は（図39 d）、頸髄損傷のため腕も脚も動かすことができない四肢麻痺（tetraplegia）を患っている。彼の一次運動野（図39 c）には九六本の微小電極が並んだ装置（ブレイン・ゲイト）が取り付けられており（図39 a、b）、それらの電極を通してニューロン集団の活動を計測されている。脊髄損傷後三年を経過した後でも、彼が手を動かそうと意図すると、運動野ニューロン集団の活動パターンが変わることがわかっており、運動意図を変化させることで活動パターンを調節できるという。ニューロン集団の活動はインタフェースを介してパソコンなど外部装置と繋がっており、その活動パターンをインタフェースが読み取り機械信号に変換することで、彼が会話をしながらでもパソコン上のカーソルを動かして電子メールを開いたり、テレビのスイッチやチャンネルを操作したりできる。さらに、インタフェースの出力を多関節のロボットアーム（義手）に繋ぐことで、義手を開いたり閉じたりすることもできるようになったという。まさにナジール氏は、自身の脳が表現する情報、すなわち心で、外部の機器やロボットアームを動かしたことになる。

ここで用いられたブレイン・ゲイトのような装置を、彼らは神経運動補綴（neuromotor prostheses）と呼んでいるが、たしかにこのような臨床試験が成功すれば、四肢麻痺患者さんの失われた運動機能を代替するシステムとなり得るであろう。しかし、現時点ではまだ多くの問題点を含んでいる。まず、運動指令の精度がまだまだ不十分であるが（図40）、最大の問題は、脳内の電極につながったソケッ

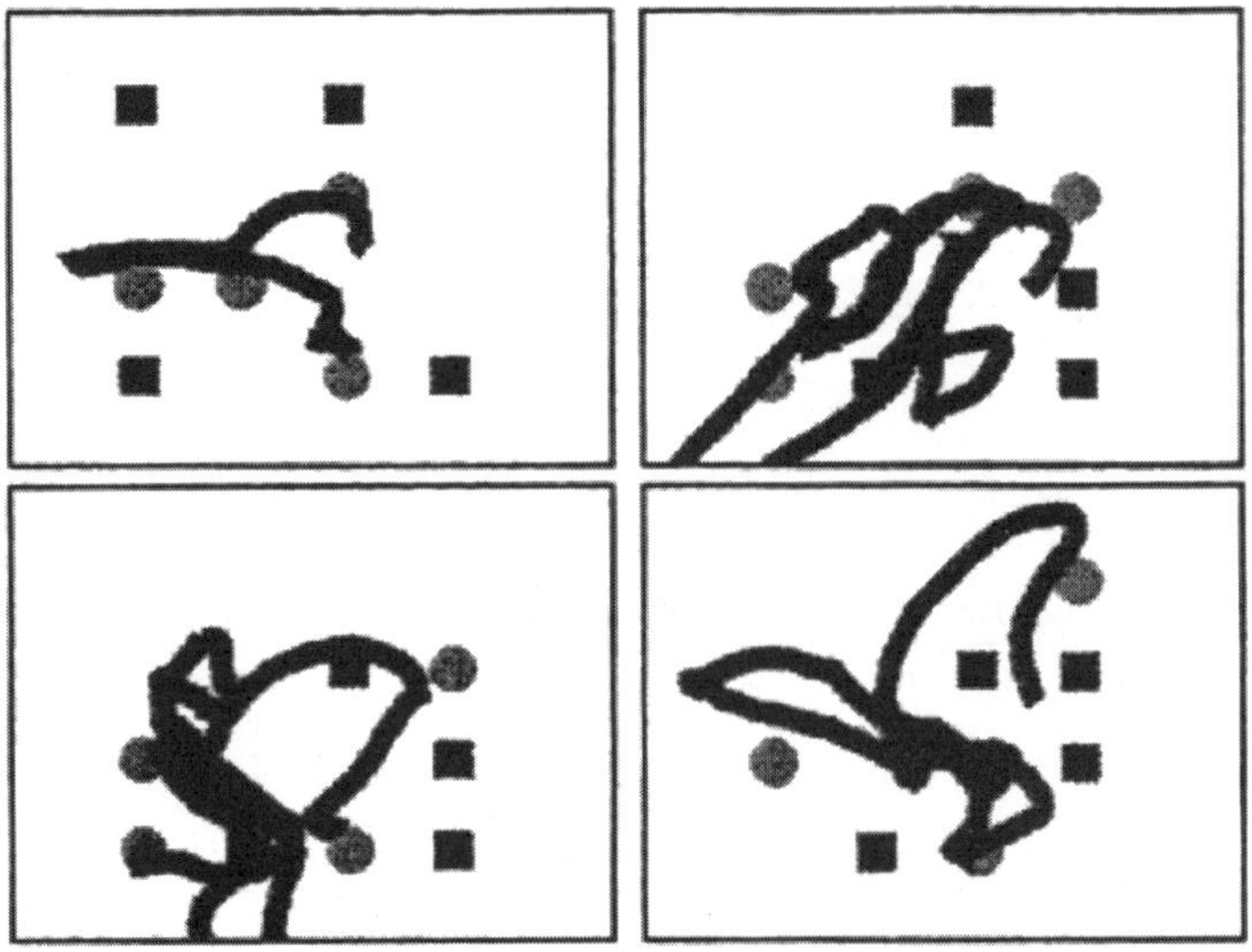

図40●ニューロン集団の活動で操作したコンピュータディスプレイ上のカーソルの動き。カーソルを丸にぶつけ、四角は避けるように動かしている。太線がカーソルの軌跡。Hochberg et al. (2006) より。

トと外部のインタフェースを有線で結んでいることである。これは患者さんの移動や運動を妨げるだけでなく、接続線を介した感染の危険性が常にあることを意味する。脳の感染症は非常に重篤な結果をもたらすため、人に応用する上で、有線システムは非実用的と言わざるを得ない。

また、神経運動補綴の前提として、運動指令（ニューロン集団の活動パターン）を生み出す力が、脊髄損傷後に知覚入力や四肢運動が長期間失われていた場合でも大脳皮質内に残っていなければならない。第八章で解説するように、切断等により四肢への運動出力や四肢からの知覚入力が失われると、脳の神経回路網は広範囲に再編成を起こし、それが幻肢（phantom limb）を生み出すことがわかっている。健常時の脳活動と神経回路網の動作が、四肢を失った後どこまで残り得るのか、またそれを残すにはどのようにすれば良いかなどについて、より明らかにすることが必須であり、そのためにも基本的な動物実験がまだ当分は必要であろう。さらに公開された映像からわかることであるが、ＢＭＩを操作しているナジール氏には多量の発汗が見られる。一般に四肢麻痺の患者さんの異常発汗は過度な負担などの危険シグナルであることから、このＢＭＩの操作がけっしてたやすくはないことが推測できる。さらに彼のＢＭＩ操作は日によって大きな変動があり、非常に上手く操作できるときもあれば、大きな困難を感じる時もあるという。しかし健常者にとって、四肢の動作が日によって容易になったり困難になったりすることはない。つまり、運動指令を表現するニューロン集団の活動パターンは、たとえ常に同じような運動情報を表現していても、必ずしも機械的にいつでも同じニューロン集団から同じように生成されるわけではなく、やや異なるニューロン集団が活動したり（その場合、固定された電極では計測できない）、いつもと異なるパターンが使われたりするのかもしれない。これはまさしくセル・アセンブリによるダイナミックな情報表現を意味しているが、そのように変動する情報表現を固定された埋め込み電極でどこまでとらえることができるかについても、基礎的な動物実験でさらに明らかにしていく必要がある。

7 実用化への課題

これまで紹介してきたように、ＢＭＩは脳の情報表現を調べる上できわめて有意義な研究テーマであるが、まだまだ研究途上である。脳の情報表現をより正確に検出すること自体、さらに時間が必要であるし、ＢＭＩとつながることで生じる神経回路網の可塑的な変化についても、解明にはまだ時間がかかる。結局、脳がわかることでＢＭＩが動き、またＢＭＩが動くことで脳がさらにわかる、というプロセスを、これからしばらく繰り返すことが必要なのであろう。しかしＢＭＩは、脳の情報表現を調べる有効な研究テーマであるだけでなく、身体や脳の一部に障害を持つ人達のための新しい介護システムとしても大いに期待されている。そのような実用化も視野に入れ、研究開発を進めることも必要であろう。すなわち、「四肢の動作を取り戻す」という目標をまず目指すわけであるが、そのためには、次のような技術的課題を克服しなくてはならない。

(1)情報を表現するニューロン集団の活動を多数同時に記録する方法を確立する。
(2)数ヶ月から数年にわたる長期間記録の方法を確立する。
(3)ニューロン集団の活動を、ロボットを制御できる高精度の制御信号へと変換するインタフェース用アルゴリズムを開発する。
(4)感染症を避けて使える安全な記録法を確立する。

(1)の記録方法に関しては、以下の二つが検討すべき大きな問題である。

・脳に埋め込む電極の数（何本の電極でいくつのニューロンを記録するか）
・電極を埋め込む部位とその数（どの部位に、またいくつの部位に刺せば良いか）

電極数は、多いほど良いことは間違いない。個々のニューロン活動は変動が大きく、行動は毎回ほとんど同じであってもニューロン活動は毎回大きく変動するからである。しかし侵襲による損傷を抑えるためには、脳に刺す電極の数は少ないほど良いことから、最低限必要なニューロン数はいくつかという問題が切実となる。この問題は常に議論され続けており、数十程度の少数のニューロンでも四肢を制御するＢＭＩには十分だと主張する研究グループもあれば、高い精度と安定した動作を得るためには数百のニューロンは不可欠とする研究グループもある。その主な違いは、記録する部位とインタフェースのアルゴリズムの違いであろう。先に紹介した小池先生他によるＢＭＩは、一八個の運動野ニューロンでサルの腕の動きを高精度に予測した。それは、上肢の筋肉との対応が明確なニューロンを選び、筋電位の推定というプロセスをインタフェースに介在させることで実現できたのである。また、やはり先に紹介した高精度に同期発火する近接ニューロン同士を用いれば（第四章の実験五）、少ないニューロンからでも十分安定した信号を得ることが可能である。しかし、そのようなニューロンを選び出すためにも、また長期間にわたる記録で生じるニューロンの脱落を補うためにも、より多数の電極からより多数のニューロンが検出されている状態が望ましいことは間違いない。

電極を埋め込む部位とその数については、脳からどのような情報を検出したいか次第であり、一定の答えはない。四肢の動きを予測する運動情報であれば、最終の出力部位である運動野だけからの記録でも十分であろうし、それらの動きをより早い時点で検出したり、運動の前提となる目的や判断などの高次情報も検出したければ、運動前野、補足運動野、頭頂連合野、前頭連合野などからの同時記録も必要になるであろう。また、運動の手がかりとなる感覚情報の段階から検出したければ、視覚野や聴覚野も計測対象となる。そのような高次情報や感覚情報を活用するＢＭＩも、現在研究が始まりつつある。

(2)の長期間記録の要点は、先端の抵抗値が低く全体が柔らかい電極を用いること、完全な埋め込み式にすること、埋め込み式でない場合でも脳内で電極が変動しないような特殊なマイクロドライブを用いること、などである。しかしそれでも、記録されるニューロン活動の質やニューロン数は、電極先端部の変性、あるいはニューロン自体の変性や死によって低下することも多い。対策としては、神経組織への栄養物質を含んだ電極を用いることや、ニューロンの成長を促進する物質（神経成長物質や脳由来の神経栄養物質など）や抗炎症性合成物質（デキサメタゾン等）の定期的な投与、あるいは、それら物質でコーティングされた電極を用いること、などが提案されている。今後は、より生体適合性のある電極を開発すると同時に、ケーブルの物理的な着脱を繰り返さずに済むテレメトリー型の記録システムや、記録するニューロン数を大幅に増せる三次元電極の開発なども必要であろう。また、ナノテクノロジーを活かした増幅機能付き超小型電極を開発できれば、脳の損傷を最小限に抑えながら多数のニューロン活動を長期間記録することが可能となるかもしれない。

(3)のインタフェース用アルゴリズムは、検出したい脳の情報表現の実態次第である。つまりBMIは、脳の情報表現について検証するための研究ツールであると言うこともできる。一方、BMIの実用性を追求する上では、そのような脳の情報表現に関する知見はあまり重要ではないという考えもある。すなわち、ニューロンの活動と四肢の運動パラメータの間の相関を調べ、ニューロン活動から運動パラメータを、とりあえずある程度予測できれば良いとする考えである。実際、そのようなアプローチで高精度のＢＭＩが実現可能であることは、すでにいくつかの研究で示されており、先に紹介した小池先生他の研究でも明らかである。また、脳活動を機械の制御信号へ変換するためのアルゴリズムは、線形・非線形共に数多く提案されているが、現在実用的であることが示されているのは、比較的単純な複合的線形回帰モデルである。それらのモデルでは、予測された運動パラメータは過去の異なる時点で計測されたニューロンの発火率の総和から導き出される。設定する回帰数と計算に使う時間幅（time window）は、個々の具体的な実験や状況ごとに最適化していく。また、いくつかの独立した線形モデルを並行して走らせることで、腕の位置や速度、加速、手の握力といった複数の運動パラメータを、同じニューロン集団の活動をいろいろ組み合わせることで同時に予測できることも明らかになっている。このことは、重複したニューロン集団によって複数かつ複合的な運動情報が表現されていること、そして一つニューロンが同時にいくつもの情報表現に関わることを意味しているが、これはまさにセル・アセンブリによる情報表現そのものである。

(4)の安全性の確立については、脳への損傷を最小限にすることと、手術時はもちろんであるが電極装着後の日常生活においても、脳への感染を完全に防ぐことが重要である。そのためには、より小型の電極を、増幅に必要な小型電子回路と共に完全に埋め込み、それをワイヤレスで外部機器に接続することがどうしても必要である。現在、マルチニューロン活動をワイヤレスで効率的に伝達する測定法が開発されつつあり、動物実験でテストされている。

8 将来のＢＭＩ

現在のＢＭＩは、脳の運動情報を解読し運動を再現することに焦点をあてている。しかし今後は、運動に関連した高次情報を利用するＢＭＩも現れるであろう。たとえば、運動手順、運動座標、運動の標的、注意の方向などの、多次元空間の変数を表す高次情報の活用である。これらの情報は、すでに神経科学の基礎研究において、運動前野や補足運動野などから検出できることがわかっている。また、運動に先行する意図、認知、判断などの高次情報を解読するＢＭＩも登場する可能性がある。なぜなら、そのような高次情報を脳の感覚野や連合野から検出する試みも、やはり神経科学の基礎研究として現在進んでいるからである。例えば、視覚刺激には形や色などの属性があるが、それらの認知に関わるニューロン集団や、それらに注意を向ける際に活動するニューロン集団が、後頭葉や側頭葉にあることがわかっている。また、そのような刺激の属性とは別次元の「提示時間」という高次情報が、サルの前頭連合野ニューロンの一過性の活動で表現されていることもわかっている（図41）。

しかしそのようなＢＭＩでは、高次情報の活用と詳細な運動制御を同時に実行することが難しい可能性もある。そこで、たとえば手を伸ばす方向や掴もうとする意図を脳活動から読み取り、それら高次情報をトリガー信号として受け取った後の詳細な運動の実行は、自動的に目標を捉えていく高性能

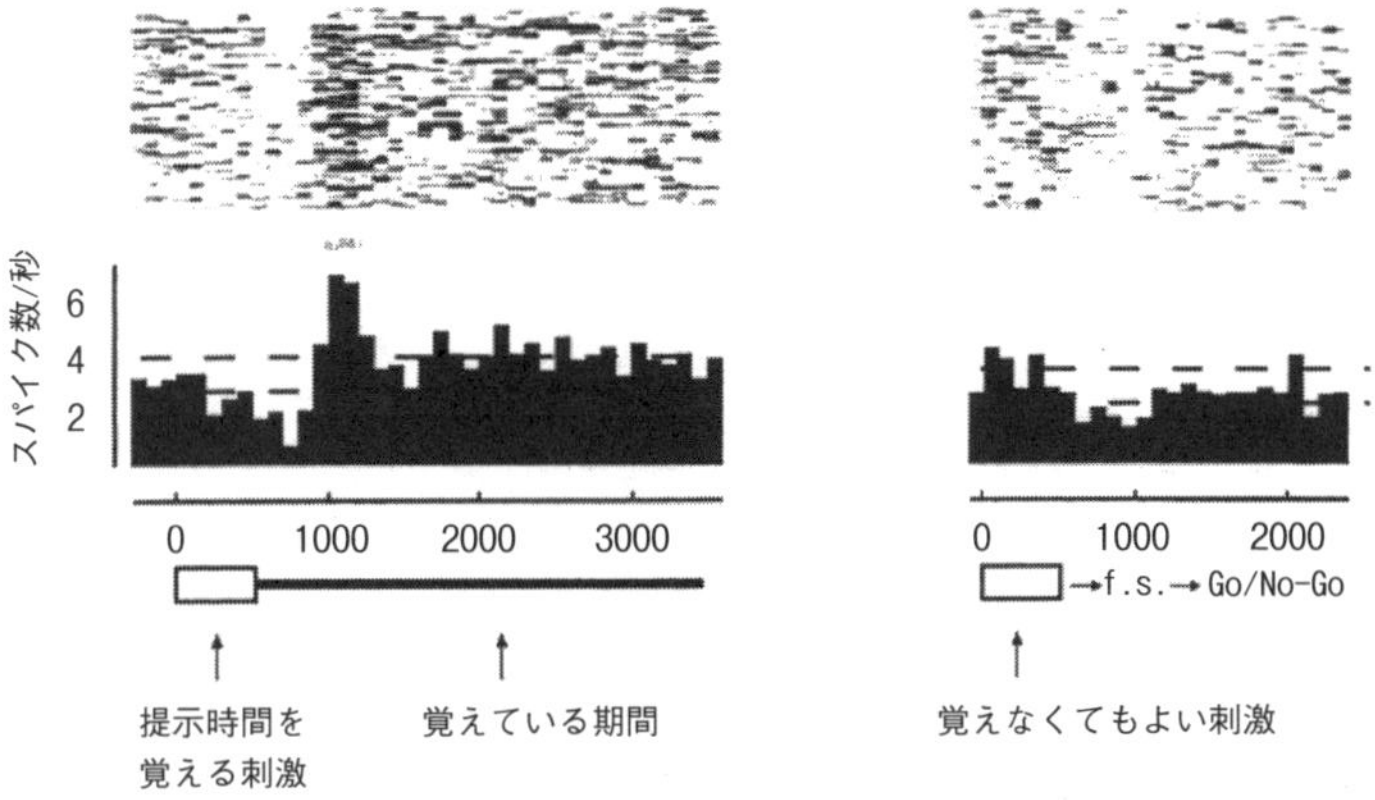

図41●刺激の提示時間を認識し覚えることに関わるサルの前頭連合野のニューロン活動。各ヒストグラムの下にある長方形が視覚刺激が提示されている時間である。左側のヒストグラムは、サルがその視覚刺激の提示時間を覚えておく場合であり、右側のヒストグラムは、同じ刺激であるが覚えなくてもよい場合である。覚えておかねばならない場合のみ（左側）、刺激の提示終了直後にニューロン活動が一過性に増大している。横軸の数字の単位はミリ秒。ヒストグラムの上にあるラスター表示は、各試行ごとのニューロン活動を表しており、横一列が１回の試行を意味する。Sakurai et al（2004）を改変。

のロボットに委ねるという方式が考えられる。これは、高次情報は脳から得て運動制御情報は機械で生成するという分担方式であり、米国のニコレリス博士も提案している方式である。人の意図、認知、判断などを伝達する神経活動と、ロボットの正確な動作を実現するためのインタフェースを組み合わせたBMIと言えるが、このようなBMIを使えば、人の自発的意思をより正確に実行に移せるロボットができるかもしれない。

また、より進歩したBMIで操作するロボットは、自身の四肢であるかのように感じるものでなくてはならない。そのためには、人がロボットの動作を感じるためのフィードバックが必要であり、そのようなフィードバック信号により、体性感覚野などに作られている「身体シェーマ」、すなわち自身の身体に関する表象が可塑的に変化し、脳がロボットを身体の一部のように表現することが必要である。このことは十分可能であり、それは、サルが自身の手ではなく熊手という道具を使い餌をとるようになると、もともとは手先に置かれた餌を見ると反応していた体性感覚野のニューロンが、熊手の先に餌を置いても反応するようになるという入来篤史博士（理化学研究所脳科学総合研究センター）の実験からも予想できる（図42）。すなわちサルの身体シェーマが、手が届く範囲だけではなく熊手が届く範囲まで拡大したわけであり、道具が身体へ同化したとも解釈できる。このような神経科学の基礎研究や、第八章で述べる幻肢の例などからもわかるように、身体が急に変化したり、身体の代わりとなるような道具や機械を操作すると、脳の活動は大きく変化し、神経回路網の再編成が生じるの

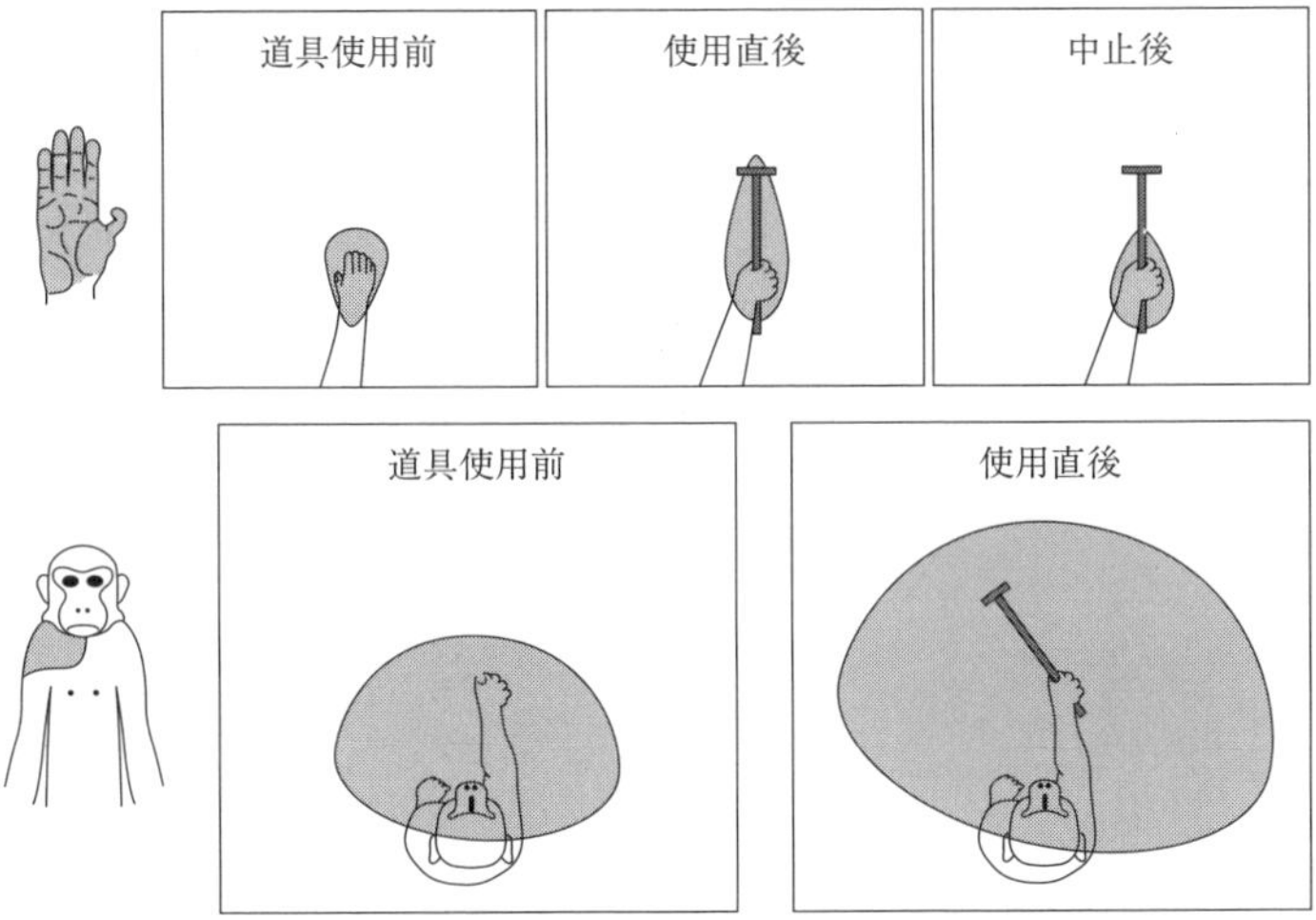

図42●道具使用による身体シェーマの変化。上：手に受容野を持つ体性感覚野のニューロンは、濃く塗られた範囲に置かれた餌を見ると反応するが、その範囲は道具使用により変化する。下：上腕部に受容野を持つ体性感覚ニューロンは、濃く塗られた範囲に置かれた餌を見ると反応するが、道具使用によりその範囲は拡大する。入来（2000）より。

である。このような神経回路網の変化を有効に利用すれば、BMIで操作するロボットが単なる道具ではなく自身の一部であるかのような感覚を作り出すことも可能となるであろう。

また、ロボットからのフィードバック信号を活用することで、脳からの出力と脳への入力が合体した統合型BMIを作ろうとする実験も進みつつある。それが進展すれば、脳から得られる信号がワイヤレスでBMIへ伝達され、BMIはそこから運動情報だけでなく意図や判断などの高次情報も読み取り、多様な自由度をもつロボットに指令を出し動作させたり、あるいは埋め込み式の刺激装置を通じて様々な末梢神経や筋肉を直接刺激することが可能となる。同時に、様々な接触・位置センサーを備えたロボットが感覚フィードバック信号を生成し、それが多チャンネルの微小電気刺激装置を駆動して体性感覚野などを刺激することで、実際の感覚を生じさせることもできる。さらにその人が持つ障害に合わせ、人工感覚器や脳内刺激装置も駆動し、統合され一体化した脳―身体の諸機能をよみがえらせるであろう（図43）。

最後に考えられるBMIは、実際に存在するかどうか不明であるが、もし存在するとしたらBMIでしか検出できない脳の情報を対象とするものである。一つは、いわゆる植物状態の脳から情報を検出するBMIである。脳皮質の広範なダメージにより意識が回復しない植物状態については、実際に意識はあるがそれを表出する機能を持っていないという仮説が、これまで繰り返し唱えられてきた。そして最近、植物状態の患者さんの中には、実際に意識を持っており、指示に従い何かをイメージし

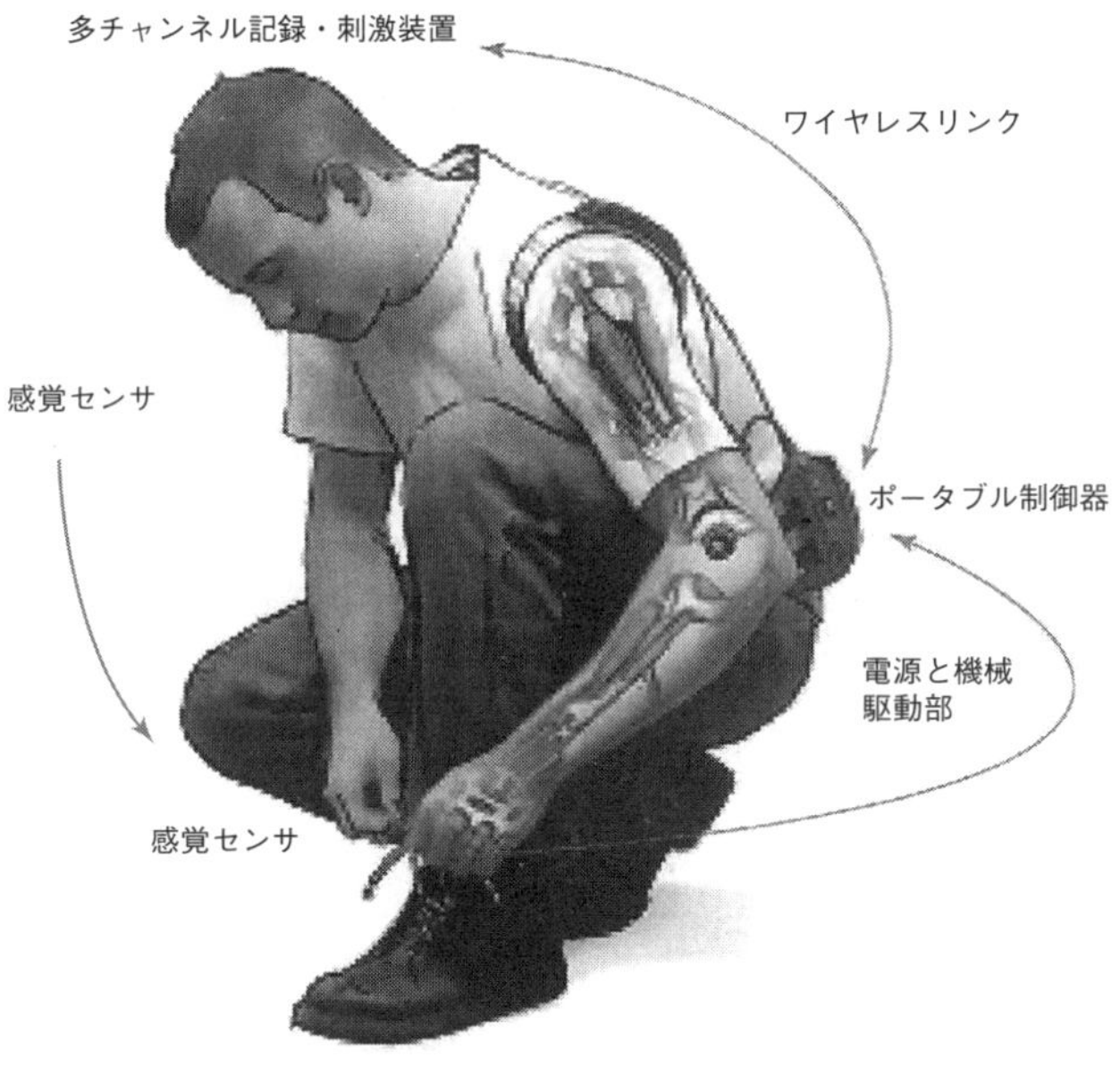

図43●完全埋め込み型・ワイヤレス型の統合型 BMI。Lebedev and Nicolelis (2006) を改変。

たり考えたりできる人もいる可能性が脳活動イメージングから指摘されている（図44）。もしそうであるならば、患者さんの脳内にはさまざまな情報を表現する神経活動が生じているはずであり、それ検出しＢＭＩに繋ぎロボットの動作や何らかの表出に結びつけることができれば、事実上、意識が回復したことと同じ状況を作り出せるかもしれない。

もう一つは、睡眠中の夢を情報として引き出すＢＭＩである。一部の夢遊病は例外であるが、夢は身体動作を伴わない情報表現であり、主観的にはきわめてリアルで現実の体験と同様であるにも関わらず、行動や言語に表れることはなく、多くの場合その本人すら起床までにほとんどを忘れるか、たとえ覚えていても断片的であり正確に伝えることができない。にもかかわらず、夢はけっしてランダムな情報の羅列ではなく、記憶の整理や統合に必要な意味ある情報の表現であるという可能性が、実験心理学や神経科学における行動実験やニューロン活動の記録実験から示されてきた。そこで、もし夢に有用な情報が表現されているならば、それを脳活動から引き出しＢＭＩに入れることで、その内容をリアルタイムである程度知ることができるかもしれない。もちろん、これらはまだ想像上のＢＭＩと呼ぶべきものであり、実現の可能性はまったく定かではないが、ＢＭＩでしか実現できないことであることは間違いない。

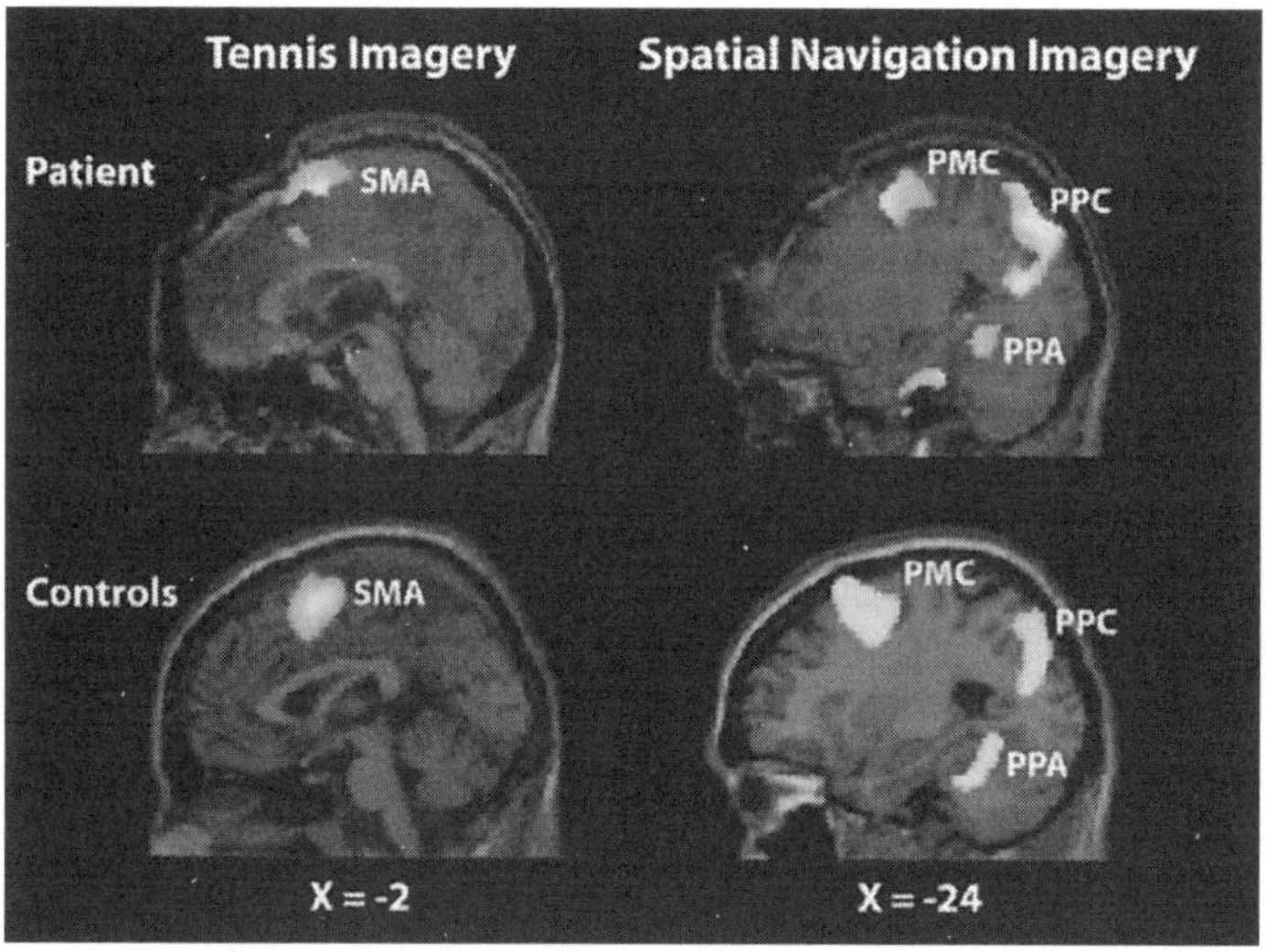

図44●植物状態の患者さん（上）と健常者（下）の脳活動の比較。fMRI の測定結果。左：テニスをイメージするよう指示したとき。右：空間の探索をイメージするよう指示したとき。患者さんも健常者も同じような脳活動を示している。Owen et al.（2006）より。

第6章 情報表現を支える神経回路網

1 機能と構造のキャッチボール

第四章の実験六で述べたように、セル・アセンブリによる情報表現は、一過性のソフトウエアとしての変化と共に、より長期的なハードウエアとしての変化、すなわち神経回路網の構造的な変化も生じさせる。一過性のセル・アセンブリを作るニューロン活動という機能と、固定されたセル・アセンブリを作る神経回路網という構造との間で交わされるキャッチボール、あるいはソフトウエアとハードウエアの相互作用という脳独特の情報表現の方式が、そこから浮かび上がってくる。それが、心を作る自由で柔軟な情報表現の姿である。そこで第六章では、情報表現を支えるハードウエアとしての神経回路網の形成と変化について解説する。

2 生後経験による神経回路網の整備

神経回路網がいかに集積度が高く複雑であるかについては、すでに第二章で述べたが、その基本構造は受精から出生に到るプロセスで作られる。それは、ニューロンの大量生成とシナプスのゆるやかな生成→過剰ニューロンの大量死→シナプスの大量生成→過剰シナプスの大量死とニューロンのゆるやかな死滅、というプロセスをたどるが、そのほとんどは遺伝情報によりあらかじめプログラムされている。

しかし人間の脳の回路網には、10^{15}箇所にも及ぶ接続箇所すなわちシナプスがあるが、人間の遺伝子を構成する塩基配列は約10^{9}種類の組み合わせ、つまり情報しか持ち得ない。そのため、遺伝情報から回路網の全てを設計することはとうてい不可能である。そこで、まず遺伝情報によりラフスケッチとでも言うべき大まかな回路網が作られた後、出生後にさまざまな外部環境にさらされ多彩な経験を経ることにより、複雑で意味のある回路網が最終的に整備されていくと考えるべきである。

たしかに、神経回路網の形成に限らず、遺伝子上にある情報（ゲノム）で全てが決まってしまう構造や機能など、特に高等動物ではほとんどないのであろう。例えば人間の遺伝子は二万二千個であるが、ショウジョウバエは一万三千個、線虫と呼ばれる小さなナメクジのような虫は一万八千個であり、それぞれ人間の二分の一以上の遺伝子を持っている。それでもまだ人間の方が多いが、海中にただようカイメンは一〇万個以上の、つまり人間の五倍もの遺伝子を持っている。身体や顔を洗う時に使うこともあるカイメンは、海水から微生物をこしとるだけの、きわめて原始的な生物である。線虫も、体長は二ミリもなく、手足もなく、身体の細胞も合計約一千個にすぎない。一方人間は、脳だけでもニューロンとグリアを合わせ一兆以上の細胞を持つ。たしかに遺伝子は全て使われるわけではなく、無用な遺伝子（ジャンク遺伝子などと呼ばれる）も多いため、単なる数の比較に大きな意味はないかもしれない。しかしそれでも、ショウジョウバエ、カイメン、線虫、そして人間がそれぞれ持つ遺伝子の違いだけでは、それらの身体の構造と機能の間にあるとてつもなく大きな差を説明できないことは明らかである。

最近、遺伝子の研究が進むにつれ、それが持つゲノムさえ全てわかれば、一般の動植物はもちろん、人間の性格や心の働き方も全てわかってしまうと誤解している人達も多い。一人一人の心の個性、すなわち適性や将来性も全てゲノムから予測できると考える人達さえいる。しかし先に述べたように、ニューロンが作る回路網の接続箇所（シナプス）は、ゲノムが表現できる情報量よりも遥かに多い。

すなわち多くのシナプスが、出生後にさらされるさまざまな外部環境や多彩な経験により作られ、全体の回路網が整備されていく。心を生み出す神経回路網の多くは経験と環境により作られるのであり、だからこそ、全ての人に良好な経験と質の高い教育の機会を均等に与えることが、何よりも重要なのである。ゲノム情報からその人の能力や個性を早々と予言し、限られた環境だけを与えるようなことは絶対にしてはならない。真の個性や才能とは、公平で平等な経験の中から湧き出てくるものであろう。

なお、経験や環境により神経回路網が整備されるメカニズムを詳細に見てみると、その要因の一つとして、ニューロン間の信号の伝達に寄与したシナプスはより強固になり、寄与しないシナプスは弱体化し消えるというメカニズムがあるらしい。それをシナプス競合と呼んでいる。例えば、外部環境から何らかの刺激が脳に入ることにより、あるニューロンに信号すなわちスパイクが発生し、それが次のニューロンのシナプスへ到着したとする。その信号を受け取ったニューロンがそこで発火すれば、信号は無事伝達されたことになり、伝達に役立ったそのシナプスは強化される。逆に、信号が到着しても、それを受け取ったニューロンが無反応であったり、あるいは信号が到着しないにも関わらず次のニューロンが発火したりすると、それらのシナプスは信号伝達には寄与しなかったことになり、弱体化したり消え去ることになる（図45）。要するに、送りたい荷物を預ければすぐに届けてくれる宅配便の会社は、より繁盛して大きくなり、荷物を預けても届けてくれなかったり、何も預けていない

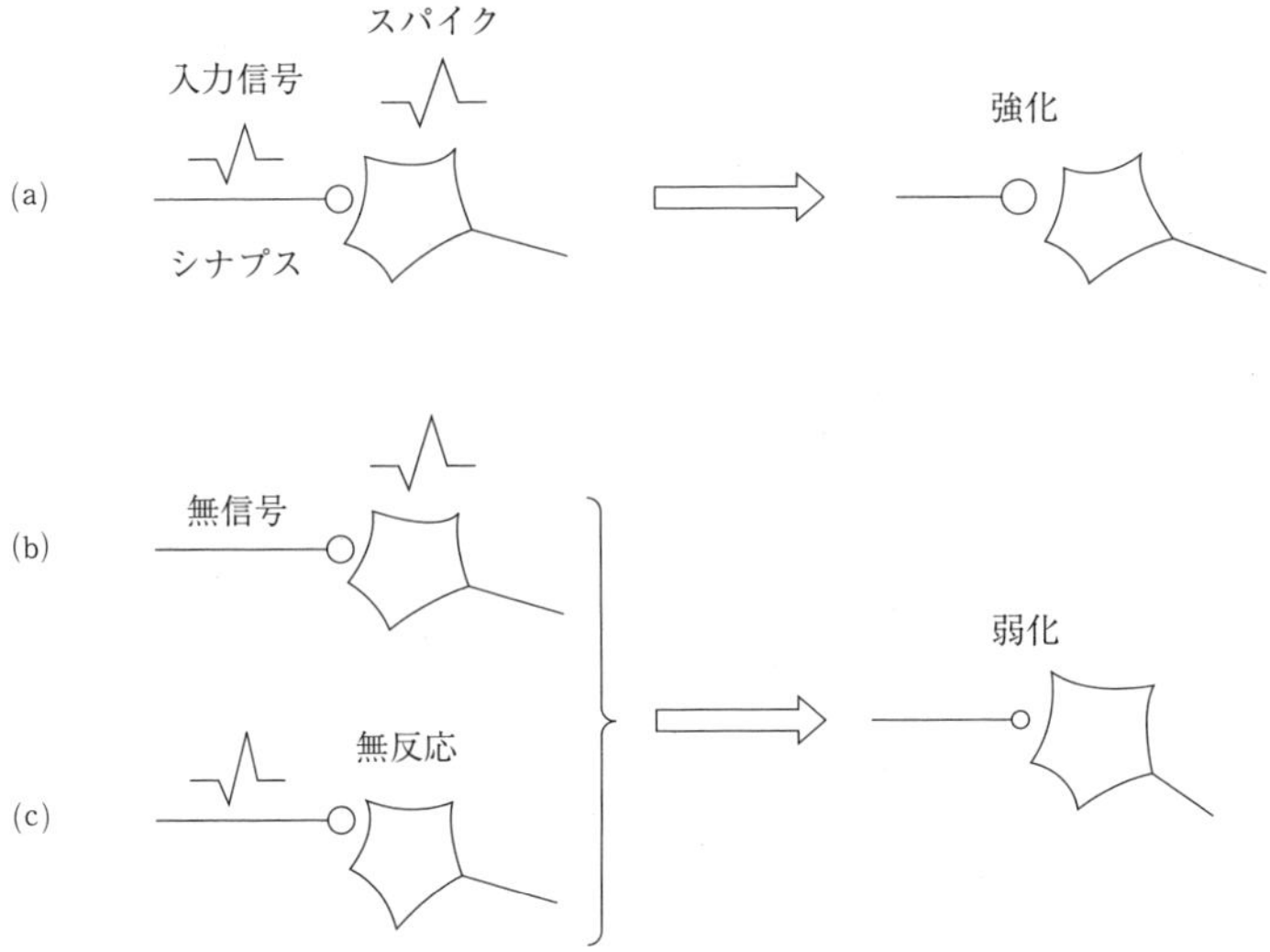

図45●ヘッブ・シナプスによるシナプス競合。津本（1986）を改変。

のに勝手に荷物を届けてしまうような会社は（そんな会社はないだろうが）すぐに潰れてしまうということである。

ちなみに、このシナプス競合という現象は、セル・アセンブリとの関係でヘッブ博士が約五〇年前に予言しており、それ以来ヘッブ・シナプスと呼ばれいる。ここでもヘッブ博士の先見性に驚かされる。約半世紀後の現代になって、ようやくそれが事実であることがわかってきたのである。しっかりとした実験に基づく心理学的研究が、いかに脳の研究に重要であるかを示す好例と言える。

3 ニューロンの増殖

神経回路網が生後に大きく変化することを述べてきたが、最近、その回路網を作るニューロン自体も生後に増えることがわかってきた。それは神経回路網の増殖を意味する。ニューロンなどの元となる細胞を神経幹細胞と呼ぶが、一〇年ほど前までは、出生後の脳にはもはや神経幹細胞はないと言われていた。つまり、出生後はニューロンは増えず、ただ減少していくだけと考えられてきた。ところが、出生後の脳、しかも成人の脳にも、神経幹細胞が存在していることがわかったのである。そしてその神経幹細胞を取り出し、細胞の成長を促す物質を入れた特殊な液の中で培養すると、二週間ほどで自己複製を繰り返し増殖を始めるという。そしてさらに、その増殖した神経幹細胞一つ一つを、特殊な物質と操作を加えた容器に移すと、ニューロンに分化するという。つまり成人の脳からでも、新たなニューロンを作り出すことが可能なのである。

もっとも、実験室に置かれ特殊な物質で満たされている培養器と、実際の脳の中とでは、環境がまったく違う。生まれた後の脳の中では、神経幹細胞が増殖し始めることを抑える何らかの要因が働いているため、簡単には増殖が始まらないのかもしれない。もしそうであれば、その要因を突き止め、それを操作してやれば、神経幹細胞は再びニューロンを作り出すはずである。人間ではまだ方法は確立されていないが、すでにサルやラットの脳では、神経幹細胞を刺激して新たなニューロンを作り出す方法が次第に具体化している。

また、そのような人工的な操作とは関係なく、ふつうに生活している動物の脳でも、経験や学習によりニューロンが増えることがわかってきた。例えば、よく知られているようにカナリアは歌が得意であり、季節が変わると新しい歌を歌う。そのように新しい歌を覚え歌うために、脳にあるＨＶＣと呼ばれる部位で新たなニューロンが作られるという。もともとＨＶＣには、ニューロンを作り出す素となる神経幹細胞が豊富にある。そのため、新たな季節になるとそこで多くのニューロンが作られ、他の部位との間にも新たなシナプスを形成するなどして、新しい歌を生み出すシステムを作るらしい。鳥の脳と歌の学習は、ほ乳動物の脳と学習とは異なる側面が多いが、ニューロンの新生と学習が結びつくという事実は重要である。

カナリアでのニューロンの増殖は、鳥類独特であると考えられた時期もあったが、ほ乳類であるラットの脳で、しかも成体のラットの脳でニューロンが新たな作られ、それが記憶の形成に関連しているという報告もある。ラットにある課題を学習させると、記憶に関係した海馬で一日数千のニューロンが作られるという。そのほとんどは作られてから数週間以内に死滅するが、ラットがさらに課題を訓練され新たな記憶を形成し活用し続けると、死滅するニューロンの数が減るという。つまり新たに作られるニューロンは、記憶の形成と保持に関係するらしい。人間の脳にも、ニューロンを生み出す神経幹細胞は存在している以上、記憶形成に関わるニューロンの新生はどこかで起きているのかもしれない。また起きていないとしても、それを引き起こす方法が今後見つかる可能性はある。そうなれば、記憶に関わる回路網を増大させることも可能になるかもしれない。いずれにせよ、ニューロンが出生後も増殖し得ること、また経験により増える可能性があることは、神経回路網の構造や大きさが生後も変化し続けることを示しており、脳の情報表現の自由度と柔軟性を高める上できわめて好都合であると言える。

4 伸びるニューロンと再生する回路網

神経回路網の変化とは主にシナプスの増減であり、それは軸索による配線の増減であるが、その詳細なメカニズムもだいぶわかってきている。まず、ニューロンを形作る内部の微細構造として細胞骨格がある。もちろん実際に骨があるわけではなく、ニューロンをしっかり支える構造という意味であるが、その細胞骨格が伸長することにより、軸索の先端にある成長円錐と呼ばれる部分が伸び、他のニューロンと新たなシナプスを作り回路網を形成していく。最近の研究から、細胞骨格の中心をなす微小管内のチューブリンというタンパク質が素早く変化することで、数十秒から数分のオーダーで軸索は伸長を繰り返し成長円錐が伸びていくことがわかってきた。そのように伸長した軸索は、さまざまな反発因子や誘発因子の影響を受けながら、標的となるニューロンへ近づく。そして、わずかなスパイクの発生や伝達物質の放出により、そこにシナプスを形成する。この全体のプロセスは、従来考えられていたよりもずっと素早く進行し、日常的に頻繁に生じているらしい。つまりニューロンは常にその姿を変えながら、短時間の間に新しい回路網を次々と作っているのである。

ニューロンの軸索は、伸長を繰り返すだけでなく、損傷したり変性した場合には、新たに再生することができる。これを発芽（スプラウティング）と呼ぶが、軸索のみでなく樹状突起にも生じる。要するにトカゲのしっぽのようなものである。軸索や樹状突起などの神経線維も一度壊れると再生することはないと長い間信じられてきた。しかし神経線維は再生し、その結果回路網も再生することがわかったのである。

脳の一部を損傷した際、他の部位がその機能を代行するという、いわゆる機能代償が生じることがあるが、それは発芽による新たな回路網の構築に他ならない。脳損傷によって生じた運動や言語の麻痺が、根気強いリハビリテーションにより次第に回復していくのは、損傷部位の周囲にあるニューロンが発芽することで次第に新たな回路網が作られるためである。また発芽により新たなシナプスが形成されることを、特にシナプス発芽と呼ぶが、それが学習や環境変化によっても生じることが実験的にわかっている。さらにまた細胞骨格の変化による軸索の伸長とシナプスの形成も、やはり学習や経験により促進されることがわかっている。

5 ニューロンの個性も変化する

このようにニューロンと神経回路網は常に変化している。それは自発的変化であることもあるし、学習や経験により生じることもある。新しい回路網を作るシナプスは、そこにつながったニューロンの活動、すなわちスパイクの発生と、それによって生じる伝達物質の放出により、さらに強固に結合する。またヘッブ・シナプスの原理により、送り手のニューロンがスパイクを送った際、シナプスを介してそれを受け取ったニューロンが発火すれば、そのシナプス結合はより強固となり、反対にスパイクを受け取ったニューロンが発火しなければ、シナプスは弱体化していく。

そのようにして新しく作られたシナプスと回路網は、そこに含まれるニューロンの働きをさらに変えていく。なぜなら個々のニューロンは他と切り離された状態で単独に活動することはなく、常に他のニューロンからの入力によって活動し制御されるからである。つまりシナプスを介した入力のルートや数が変化すれば、ニューロンの活動と働きも変化する。たしかに経験や学習により、個々のニューロンの働き、つまり個性も変化することがわかっている。例えば、すでに古典的な実験であるが、新たな回路網を作りやすい幼若ネコを縦縞ばかり書かれた部屋の中に毎日入れておく。すると、本来ならいろいろな角度の線分に応答するさまざまなニューロンが揃うはずの視覚野で、ほとんどのニューロンが縦縞に応答するようになってしまう。横縞を表現するニューロンの働きが、子ネコの特殊な経験により縦縞を表現するように変化してしまったのである。

また、飼育室内のサルに多数の人工図形を毎日見せ、その中の特定の図形を手で押せば正解として報酬を与えることで、何ヶ月にもわたりいくつもの図形を十分に覚え込ませた実験がある。その後、そのサルの側頭葉のニューロン活動を記録し、さまざまな図形に対する活動を調べたところ、全体の約三分の一のニューロンが、学習し覚え込んだ図形にのみ活動したという。何も学習していないサルでは、それらの図形に対し活動するニューロンは全体の五％であったことから、図形を表現する側頭葉のニューロンの働きが、長期間の学習により大きく変化したことがわかる。

結局、回路網が変わることにより変化したニューロンの働きが、さらにその回路網を変化させ、さらにそれがニューロンの働きを変えていく、という繰り返しが、脳の中では常に絶え間なく起きているらしい。つまり脳という情報処理装置は、ニューロンとその集団により情報を表現し処理をすることで回路網の構造を変え、その変化した回路網がさらに情報の表現と処理を変えていくというプロセスを繰り返している。それは情報表現というソフトウエアと回路網というハードウエアが一体化し、しかもそれらが相互に変化させ合うという脳独特の柔軟な姿であり、それがコンピュータなどの機械との決定的な違いである。

第7章 脳と情報表現の個性

1 変化する機能地図

経験や学習によりニューロンの働きが変わり、ニューロン集団の機能も変わり、それを支える神経回路網の構造も変わるとしたら、脳は広範囲にわたり常に変化していることになる。ということは、脳の細かい部位がそれぞれ持っている異なる役割、すなわち機能局在と、それらをまとめた機能地図も、各人の経験や学習により変化しているはずである。よく教科書に載っている脳の機能地図は、けっして全ての人に共通ではなく一人一人かなり異なっているはずであり、なぜなら経験や学習は一人一人異なっているからである。そして、たしかにそのような事実が次々見つかっている。
例えば触覚を担う体性感覚野には、指先の触覚に関わる領域が担当する指ごとに分かれて並んでいる。そこでサルに、特定の指先で凹凸のある回転板にさわり続けることを数ヶ月訓練し、その指の触覚を特に鋭敏にさせる。するとその指を担当する体性感覚野の領域のみが拡大した（図46）。また人間の研究でも、例えば聴覚に関する報告では、子供の時からピアノを練習した人は、そうでない人と比べ、ピアノの音に対して活動する聴覚野の領域が約二五％も大きかったという。またその大きさは、ピアノを練習してきた年数に比例して拡大していた。さらに触覚と視覚に関する興味深い研究もある。点字読解つまり人差し指の触覚を使い字を読む訓練を一年間受けた人（目は見える）は、その訓練前と比べ、点字を触っている時、人差指を担当する体性感覚野や運動野の部位が拡大し、その活動も増大したという。しかもそのような拡大と活動増大は、言語野がある左半球においてのみ見られた。たしかに点字も言語である以上、左半球優位なのであろう。さらに驚くべきことに、眼をつぶり指先で字を読んでいるにも関わらず、視覚野も活動し、その活動部位は訓練によりやはり拡大していたのである。

このような機能地図の変化を引き起こす広範な回路網の変化を、ニューロンの機能的再編成と呼ぶ。そしてそのような機能的再編成による機能地図の変化は、必ずしも数ヶ月や数年といった長期の学習や経験によってのみもたらされるわけではないらしい。例えば人間の咽頭につながっている神経を身

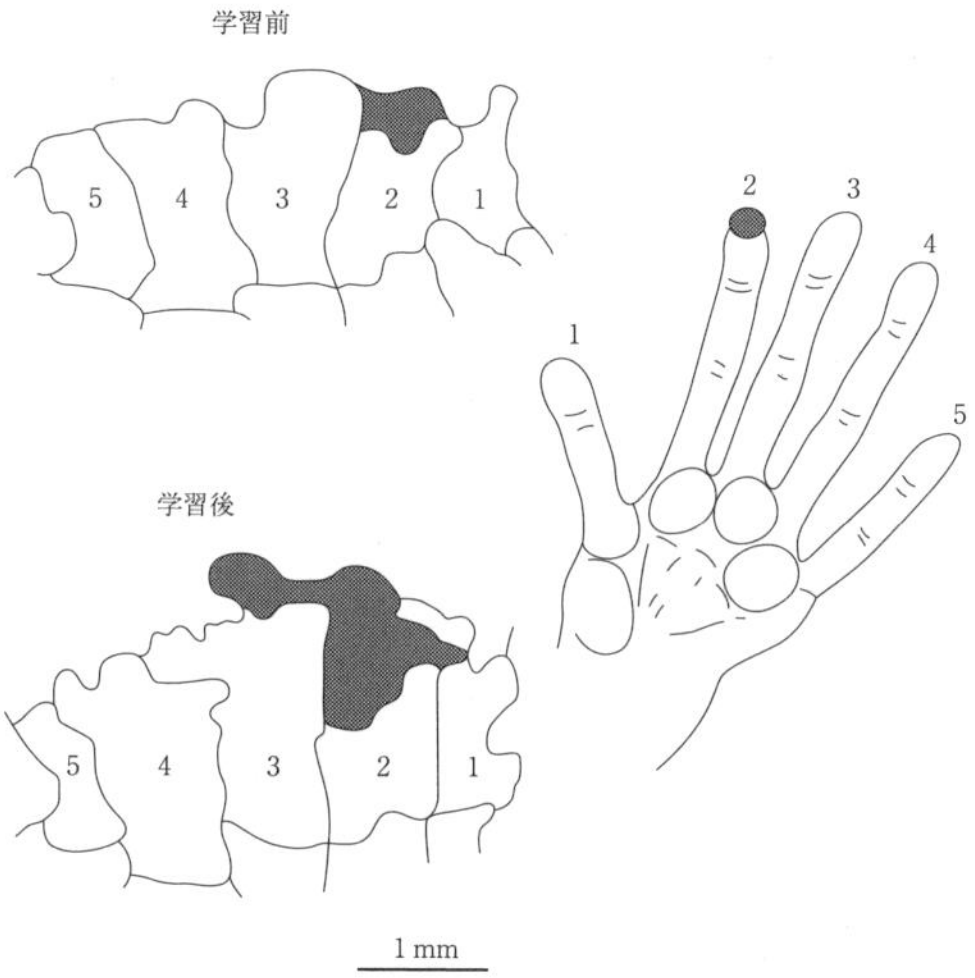

図46●学習による特定領域の拡大。左上図（学習前）の 1〜5 は、右に示すサルの指 1〜5 それぞれを担当する体性感覚野内の領域である。黒い部分は 2 の指先を担当する領域であるが、その指先で凹凸を触る訓練を続けた結果が左下図（学習後）である。黒い部分が学習前に比べ数倍に拡大している。Jenkins et al.（1990）を改変。

体の外から強い磁気を与えて刺激し、その筋肉を強制的に動かすことを繰り返すと、咽頭の運動を制御している運動野の領域が倍以上に拡大した。しかもそのような拡大を引き起こすための磁気刺激は、三〇分与えれば十分だったという。人は学習や経験をまったくせずに日々を過ごすことは不可能であるから、機能地図の変化は大なり小なり脳の中で日常的に起こっているに違いない。それが脳の情報表現の個性、すなわち心の個性につながっているのであろう。

これらの事実から、脳は機能的にも構造的にも柔軟であることがよくわかる。視覚野といえども視覚入力のみを担当しているわけではなく、言語半球（左半球）といえども眼で読み耳で聞く言葉だけを担当しているわけではない。つまり機能地図が示す各部位の役割分担というものは、もともと柔軟で応用性に富むものであり、コンピュータのように特定の部品が特定の役割のみを担当しているわけではない。それを端的に示す例として、相手の唇の動きだけを見て言葉を理解する、いわゆる読唇（リップ・リーディング）をしている時の脳の活動がある。リップ・リーディング中に受け取り表現している情報は、唇の動きという視覚情報であり、音声はまったく入って来ない。しかしその時活動している部位は、視覚野ではなく聴覚野なのである。聴覚野の役割は、けっして聴覚情報の検出と表現のみではないことがわかる。

結局、機能地図の役割分担と地図間の境界は固定されたものではなく、あくまでも相対的であり経験と学習により変動し、またその分担された役割自体も固定的ではなく柔軟であり、やはり経験や学習により大きく変わるのである。単に個々の機能地図を探すだけでは、脳の本当の姿に迫ることができないばかりか、むしろその実態を誤ってとらえることにもなりかねない。眼を向けるべきものは、経験や学習で機能地図が大きく変わるという事実と、それを可能にするメカニズムと、そこから生じる脳と情報表現の個性であろう。

2 形態と機能の個性

体型や顔などの形態に個性があることは言うまでもない。それならば、脳も身体器官の一つである以上、形態に個性があるのは当然である。特に脳の全体的な形態や、その表面の構造的区分を示す溝（サルカス）の位置などは、個人間でかなり異なっている。このような形態上の個性は、人間を含めた霊長類全体でもはっきりと見られる。溝による脳表面の区分は、脳の表面を構成するニューロンの種類や大きさの違いとほぼ対応しており、それを細胞構築学的な区分と呼ぶが、ランダムに選んだ同種類のサル（クモザル）同士を比較してみても、細胞構築学的な区分は大きく違っていた（図47）。このような構造的な個性は、霊長類ばかりではなく犬やネコなど、完全には家畜化されていない哺乳動物ではある程度見られるが、やはり人間で特に大きいようである。一人一人の遺伝情報や生育環境が

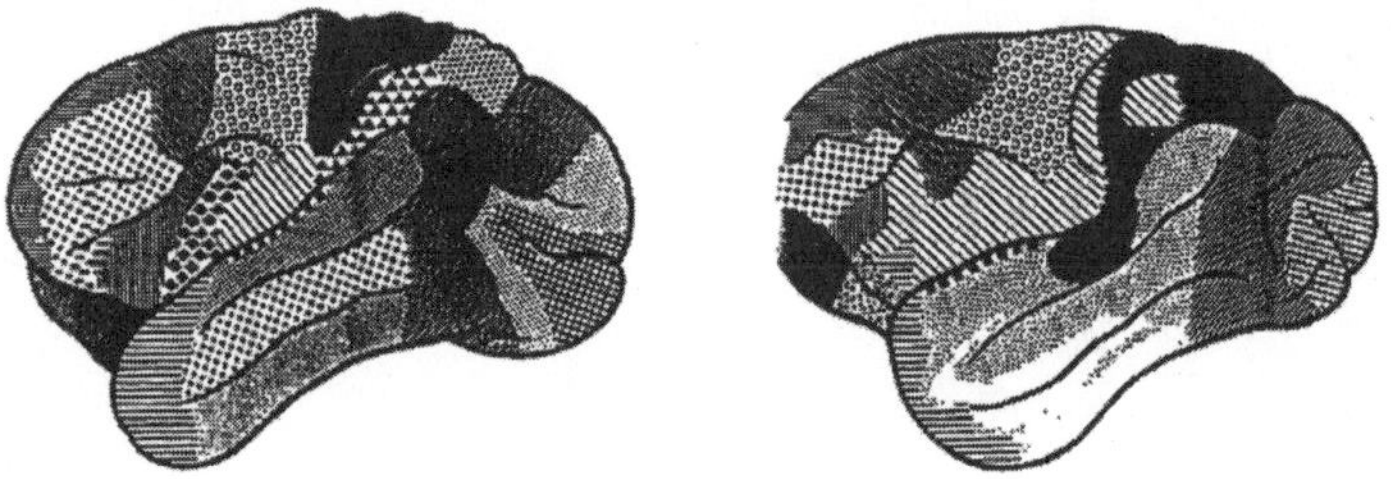

図47● 2頭のクモザルの脳で見られる細胞構築学的区分。Markowitsch (1988) を改変。

多様であることを考えれば、人間の脳の個性が特に大きくても不思議はない。

このような脳の構造的区分は、機能地図を決める際の境界となることも多い。そのため、溝の位置や細胞構築学的な区分の個性は、機能地図の個性も意味している。もしそうであるなら、脳のほぼ同じ部位が損傷されても、誰でも同じ障害が出るとは限らないし、同じ障害が、人により異なる部位の損傷で生じるはずである。たしかに、基本的な感覚や運動に関しても、そのような個人差はある程度見られるという。そのため、脳神経外科医や神経内科医が患者さんの脳損傷部位を見た時、そこから生じる感覚や運動の麻痺を完全に予測することは難しく、どうしても確率的な予測になるという。そして、より高次な機能、つまり学習や経験と関わる機能については、脳の個性はより大きくなるはずである。たしかに考えてみれば、高次な機能ほど個人差が大きい。例えば、学習と経験により習得する機能の一つである言語を考えてみると、口ベタな人もいれば、話し上手な人もいて、その差はずいぶん大きい。言語をあやつる能力に個人差があることは、誰もが認めることであろう。

そこで、出血などにより脳のある部位を損傷した結果、言葉を話したり理解することに障害をきたした人の例（失語症）をたくさん集め損傷部位を比較した研究がある。すると、同じような障害を示しているにも関わらず、損傷部位は一人一人けっこう異なっており、脳の広範囲にわたり分散していたという。脳の教科書には、言語機能に関係する脳部位は、左半球のブローカ領野とウェルニッケ領野であり、前者が発話に、後者が言語理解に、それぞれ関係していると書かれている。たしかにその研究結果でも、それら言語関係の領域に損傷を持つ例が比較的多かったが、それでも損傷部位が個人間でかなり多様であることもわかった。もちろん同じ障害といっても、その種類や度合が異なる可能性もあることから、この結果が個性のみから生じているとは言えない。またそもそも言語とは、脳のいくつもの部位が広く関わって働くものであると考えることも可能である。しかしいずれにせよ、言語などの高次機能に関し、全ての人に共通の、固定的な細かい機能地図を作ることは難しい。脳の個性を考慮すべきであることはまちがいない。

3 記憶の個性

記憶も言語と同様、脳損傷との関係がよく調べられている高次機能である。多くの患者さんの例が報告されているが、てんかんの大発作を引き起こす病巣を取り除くという目的で、両大脳半球の側頭葉の内側（側頭葉内側部）を広く摘出されてしまい、その後きわめて重い記憶障害を示すようになったH・Mさんの例は有名である。ちなみに記憶障害とは、新しく覚えることができないという障害であり、過去に覚えた記憶をなくしてしまうことは記憶喪失という。H・Mさんは、一九五三年、二三才の時にその手術受けて以来、約半世紀にわたり、毎日体験し見聞する出来事をほとんど覚えられないという悲惨な生活を送っている。

　Ｈ・Ｍさんの記憶障害は、現在に至るまで半世紀近くにわたり調べられており、いくつもの事実がわかっている。例えば、彼は全ての種類の記憶を作れなくなったわけではなく、陳述記憶という種類の記憶が障害されていた。陳述記憶とは、何を覚えているのかという、その記憶内容を説明することが可能な記憶である。ふつう記憶として意識するものは、この陳述記憶がほとんどであり、勉強などはその典型と言える。何らかの事実を覚えあとで再生する記憶は、ほぼこれに相当すると考えてよい。例えば自陳述記憶の逆が非陳述記憶あるいは手続記憶であり、記憶内容を説明できない記憶である。転車の乗り方のように、身体で覚えてしまうものであり、覚えた内容を訊かれてもうまく説明できない記憶と言える。またＨ・Ｍさんが摘出された側頭葉内側部のうち、陳述記憶を作る役割を主に担っているのは、その部位の中心をしめる海馬であることもわかっている。そして海馬が記憶（特に陳述記憶）を作るという説が、現在もほぼ定説となっている。しかし最近、磁気共鳴画像法（ＭＲＩ）を用いてＨ・Ｍさんの脳を頭蓋骨の上から正確に測定したところ、これまで信じられてきたよりも損傷部位はかなり小さく、特に海馬については、従来特に重要とされてきたその後部が大きく残っていることがわかった。となると、海馬が記憶の形成に特に重要であるという定説にも再検討が必要となる。

　たしかに重症の記憶障害を起こす脳部位は、海馬以外にも、視床、視床下部乳頭体、前頭連合野、扁桃体など、これまできわめて多数報告されている。例えば、カリフォルニアに在住しているＮ・Ａ

さんという男性は、四〇年以上前にフェンシングの剣先が鼻の穴から入るという事故に遭い、脳の中心近くにある視床の背外側部に傷を負ってしまった。その傷は小さく、しかも左半球の視床だけであったが、それでもきわめて重い記憶障害となり、それは現在も続いている。このように異なるさまざまな部位を壊した患者さんが、どれも記憶障害を示すという事実から、記憶の形成は特定の部位ではなく、海馬や視床も含んだ広いマクロな回路（パペッツの回路と呼ばれている）により作られるという仮説もある。

しかしそのパペッツの回路にさえ含まれない部位が壊れた結果、重症の記憶障害となった患者さんの例もある。ケンブリッジ大学の法科大学院に在学し、法律家になるために勉強していたジェレミーという青年は、突然の脳出血により後頭葉と頭頂葉に近い大脳辺縁葉後端部に損傷を受けた。その結果、毎日の出来事がまったく記憶に残らないという、きわめて重症の記憶障害を示すようになってしまったのである。彼はどこへ行くにも小型のテープレコーダを持ち歩き、行った場所、そこで見聞きしたこと、そして自分がしたことなどを、全てそのテープレコーダに向かって話し録音している。そして毎晩、その日に録音したテープを再生し内容をノートの書き付けているという。そうしないと、自分がその日どこへ行き何をしたか、まったく思い出せないからである。この重症の記憶障害が、辺縁葉後端部（図48）という、記憶との関連があまり報告されていない部位の損傷で起こったのである。もっともその部位は海馬への入力経路の一つであるため、やはり海馬の働きが入力の障害によりおか

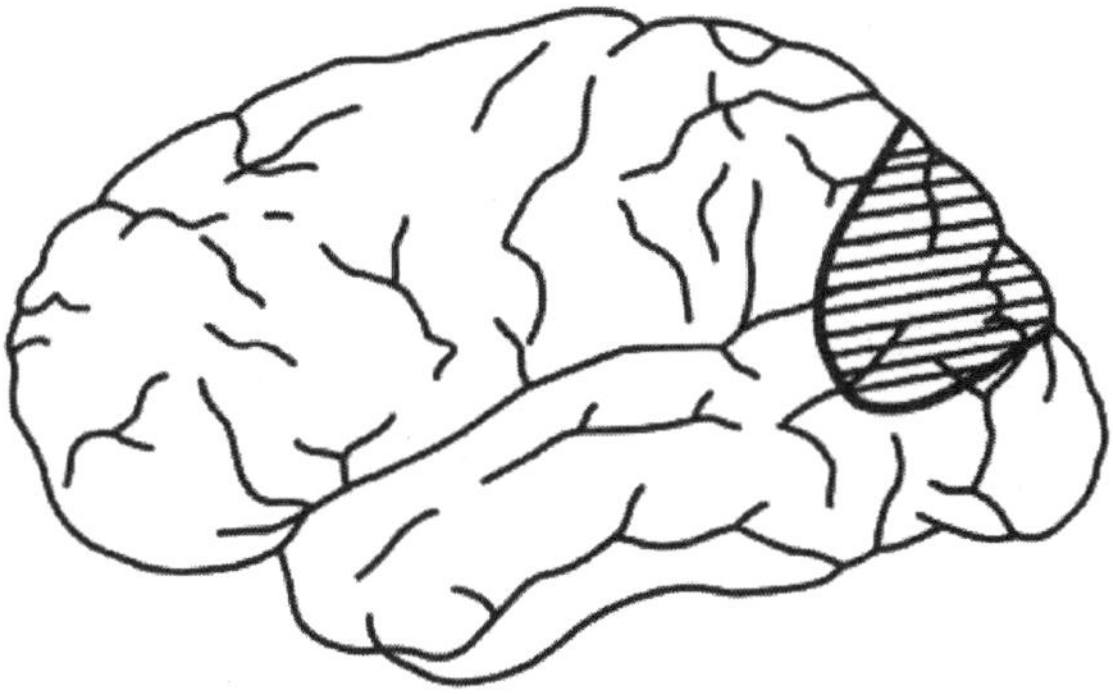

図48●記憶障害を持つジェレミーさんの脳損傷部位。『驚異の小宇宙・人体 II 脳と心 3』（NHK 出版 1993 年刊）を改変。

しくなったという解釈もある。しかし海馬は、それ以外にも脳の多くの部位から広く入力を受けているのであり、その一つが損傷されただけで働きが大きく損われるとは考えにくい。

結局これまでの膨大な記憶障害の臨床例を見ると、記憶に関わる部位すなわち機能地図には個性があるという解釈が一番わかりやすい。記憶や学習はニューロンと回路網に変化を引き起こす大きな要因である。その人がこれまで、どのような経験をし、どのような記憶を作ってきたかにより、記憶に関わる機能地図にその人なりの変化が生じても不思議はない。もちろん失語症の場合と同様に、一口に記憶障害といっても、障害の種類や度合が異なることは十分あり得る。しかしいずれにせよ、記憶に関しても、全ての人に共通な細かい機能地図を作ることは難しいようである。だからこそ一人一人の記憶能力には個性があるのであろう。

4 生活環境と出産の影響

脳の構造的な違いを引き起こす環境要因については、すでに一九六〇年代に動物実験で示されていた。豊富な環境と乏しい環境で過ごしたラットの脳を調べた実験である。成熟したラットを、一匹だけの狭いケージ（乏しい環境）、三〜四匹一緒の中ぐらいのケージ（ふつうの環境）、六匹以上一緒でおもちゃなどさまざまな物体も入れてある大きなケージ（豊かな環境）に入れ、数ヶ月間過ごさせた。餌はどのケージにも同じように与えた。すると、過ごした環境が豊かであったラットほど大脳皮質が厚くなっていた。主な理由は軸索や樹状突起がより発達したからであり、その結果、シナプスの数が多くなっていたからであった。つまり豊かな環境により豊かな神経回路網が作られていたのである。ただし、この実験をそのまま人間の生活場面に当てはめて、広い家、大家族、たくさんのおもちゃがある方が、より脳が発達するなどと考えることはできないし、そのような事実もない。ラットの脳と人間の脳では、発達を促す要因が同一ではないし、発達する機能も同じではない。ラットで有効であった多くの記憶改善薬が、どれも人間にはまったく利かないという事実からもわかるように、ラットと人間の脳の構造と機能を直接対応づけることはなかなか難しい。しかし環境により神経回路網の発達が異なるという事実はまちがいない。

また第六章で述べたように、神経回路網の基本は胎内期に形成され、それが出産前後に大きく変化する。そのため、妊娠中の病気や薬物摂取、早産、出産時の外傷、出産時の酸素不足や酸素過多などにより、新生児の脳に大きな変化が生じることがある。まれにそのような損傷が左半球に起き、同時に、早産のためにアポトーシスによる回路網の整備が不十分な状態で生まれると、その赤ん坊は、損傷した左半球と、普通よりも豊富な回路網を持つ右半球という、非常にアンバランスな大脳半球をあわせ持つことになる。その結果、左半球が主に担当する言語能力はきわめて遅れているが、右半球あるいは左右半球が協調して担当する視空間能力や計算能力は、まったく問題ないか、時としてきわめて優れていることがあるという。

このような、遅れた言語能力と優れた視空間・計算能力というアンバランスな能力が、特に極端に見られる人達の例としてサヴァン症候群がある。その人達は、学習障害があり、自閉症かそれに近い症状を示すが、特定の能力だけは普通か平均よりずっと優れているという。多くの場合、言語能力が特に遅れており、それに反し視空間能力や計算能力は普通か、一般より優れている。例えば「カレンダー計算」という能力、すなわち過去や未来の日付を言われただけで直ちにそれが何曜日であるか答えるという能力には優れているが、それ以外には重い学習障害を示す。彼らの大脳半球についてどこまで詳細に調べられているのか不明であるし、大脳半球内の機能的な障害は、必ずしも目に見える形となって表れるわけではないため、原因についての明確な結論は出せない。しかし、極端に個性的な大脳半球が極端に個性的な情報表現を生み出していることはまちがいない。

第8章 回路網と情報表現の混乱

1 身体情報が断たれ時

ニューロンと回路網は経験により容易に変化することを述べてきた。多様な経験とは、簡単に言えば脳へ入る情報の変化である。つまり脳への入力情報が変化すれば、それに合わせて回路網も変化するということである。それでは、通常あり得ないようなきわめて特異な情報が入力されれば、神経回路網もきわめて特殊に変化し、情報表現も特殊に変わるのだろうか？　たしかに通常はあり得ないような変化を示すらしい。その一例が幻肢（phantom limb）である。

私たちは自分の身体を常に感じることができる。手や足のどれを動かしているか、あるいは、何がどこに触ったのかすぐにわかる。それは身体からの感覚情報が常に脳に入ってきているからであるが、そのような情報が突然断たれることがある。事故や病気により手足の一部を失った場合である。ところが失ったはずの手足を、その後もまるで実在するかのように感じることが多く、その現象を幻肢という。その感覚は極めてリアルであり、無いとわかっている足で立とうとしたり、無いはずの手で食器を持とうとさえする。切断前に経験していた痛みが、より激しく再現されることも多い。失った手足で過去に体験した多様な感覚経験がその後も再現され続け、例えば手足が長い間麻痺していた人は、それを切断された後の幻肢もやはり麻痺していると感じる。また幻肢は必ずしも一定ではなく、現れたり消えたりし、その時期は予期できない。

幻肢を持つ人達は、無くなった手足を感じるだけではない。残っている体部位、例えば顔などを刺激すると、無いはずの手足の感覚が生じることもある。例えば四週間前に腕を失った人に目隠しをし、綿棒で身体のあちこちに触れると、すでに無いはずの手の指に触られたという感覚が、顔の上を触ったときに生じたという。逆に、失った腕や足の切断面近くに触れると、顔を触られたと感じたり、顔に冷たい水がかかったと感じた例もあった。

このような感覚の混乱は、それらの情報を受け取る回路網が構造的に変化したことによる。それは配線の誤ったつなぎ換えであり、同時に、急速に進行する機能地図の変化でもある。先の患者さんの例では、かつて手の指の触覚情報を受け取っていた体性感覚野内の回路が、もはやその情報が入ってこなくなったため、どういうわけか顔からの触覚情報を受け取る回路とつながってしまったと考えられる。たしかに身体各部位からの触覚情報を受け持つ体性感覚野の機能地図は、指を受け持つ部位が顔を受け持つ部位のすぐ近くにあり、いかにも誤った配線が起きやすそうである。

このような人の顔や、切断されず残っている片方の指に触った時、それらの触覚を担う体性感覚野がどのように活動しているかについて、脳磁図（ＭＥＧ）という方法で測定してみると、そこで生じている機能地図の変化、しかも混乱した変化がよくわかる（図49）。左右の手は、左右の大脳半球がそれぞれ交差して（右半球は左手、左半球は右手）担当している。図49から、正常な手からの情報を受け取る大脳半球側の体性感覚野では、手、上腕、顔、それぞれへ触った時に活動する部位は、はっきり分かれていることがわかる。しかし、切断された手からの情報をかつて受け取っていた大脳半球側の体性感覚野を見ると、本来手に触った時に活動するはずの部位が、顔や上腕に触った時に活動しており、顔と上腕それぞれの担当部位も、互いに接近してしまっていることがわかる。このような変化が、手の切断後四週間ほどで生じるという。

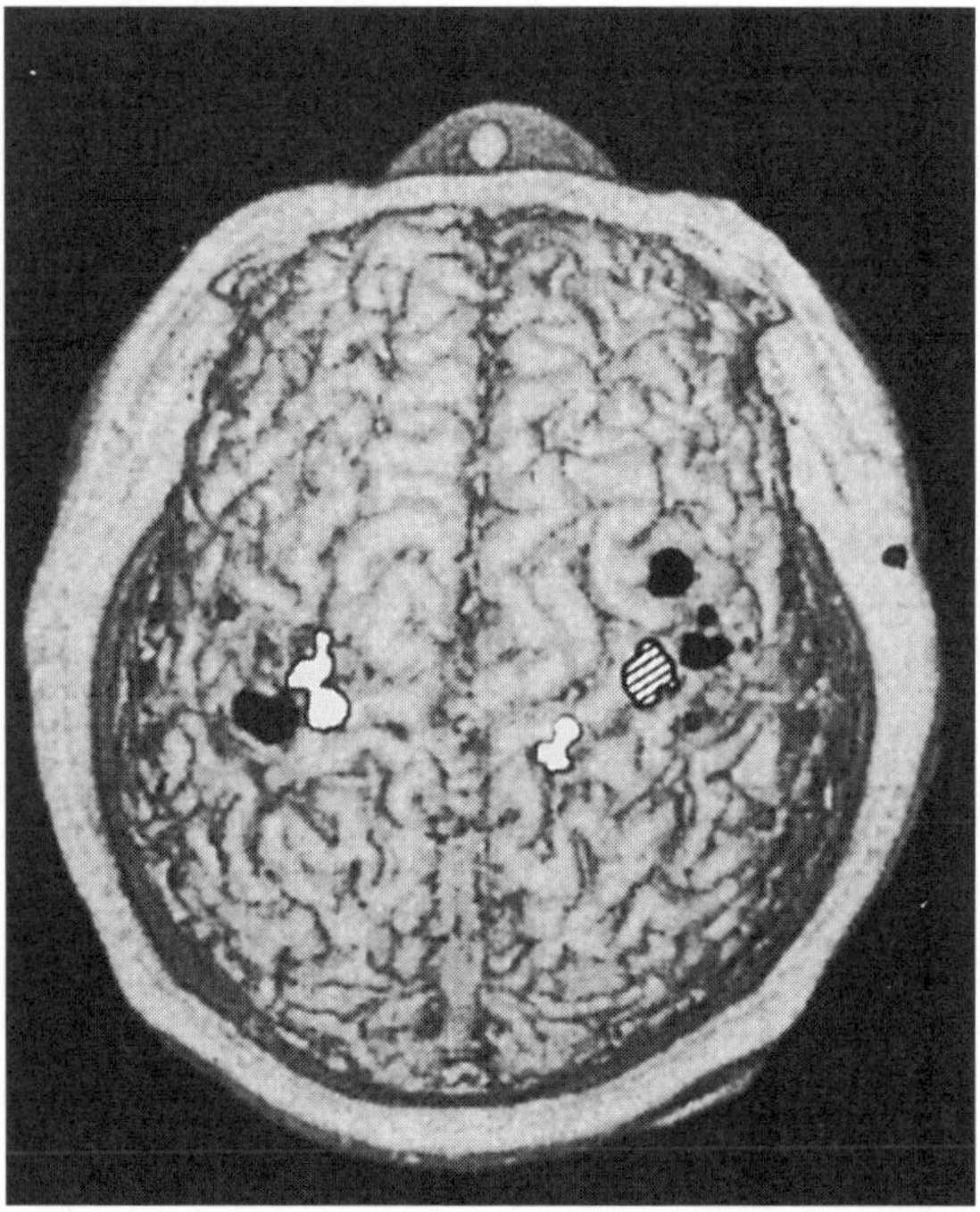

図49●幻肢を持つ患者さんの脳の活動領域。4週間前に右腕の肘から先を切断された患者さんの脳を真上から見たもの。顔や手に触られた際に活動する領域を脳磁図（MEG）で測定した。黒い部分は顔面への刺激により活動した領域を、斜線部分は手への刺激により活動した領域を、白い部分は上腕への刺激により活動した領域をそれぞれ表す。正常な左手を含む左半身を担当する右半球では、それらの活動領域が離れているが、なくした右手を含む右半身を担当する左半球では、顔面と上腕への刺激に応じる領域が接近しており、しかもそれらが、左手（すでにない）を担当する領域に広がっている。ラマチャンドランとブレイクスリー（1999）を改変。

2 幻肢を引き起こすメカニズム

幻肢の原因については、かつては手足の切断面に残った神経腫（神経の小さな固まり）が刺激を発信しているからとか、手足からの信号が脳へ送られる際にとおる脊髄の感覚ニューロンが自発的に活動しているためと言われたこともあった。しかし切断面の神経腫を取り除いても幻肢は消えないし、脊髄を脳の入口に近い部分で壊された患者さんでも幻肢が起こる。これらのことから、原因は切断面などの抹消部分や脊髄などの経路内にあるではなく、脳の中にあると考えられるようになった。

現在では、幻肢の感覚がきわめてリアルかつ多様であることから、通常の情報表現を担うさまざまな神経回路網が、脳の広範な部分で自発的に活動するために幻肢が起こる、という説が有力である。つまり、ある身体部位からの情報が入力されなくなったにもかかわらず、かつてその情報を表現していた神経回路が勝手に活動してしまい幻肢が生じるのである。幻肢研究で有名なR・メルザック博士は、そのような自発的活動を「神経マトリクスが生みだす神経紋」と呼んでいる。神経マトリクスとは、機能的につながりながら姿を変えていく神経回路、あるいは協調的なニューロン集団である。それが過去の経験に関する記憶を備え、そして変化しながら活動するとなれば、神経マトリクスとはセル・アセンブリとほぼ同義である。つまりセル・アセンブリの自発活動が幻肢という特異な情報表現を生みだしているらしい。

手足の喪失により、身体からの情報がもはや入ってこなくなると、かつてそれを表現していたセル・アセンブリが自発的に、あるいは他のわずかな入力によっても活動してしまい、その身体情報を表現してしまう。その結果、あたかも手足があるかのようなリアルな感覚を生み出すのである。特に、過去の長い体験に基づき、強固な記憶を形成しているセル・アセンブリは、ほとんど入力が無くても、あるいは、ほんのわずかな入力でも全体が強く活動してしまい、しかもそれがしばらく持続すると考えられている。これは、ヘッブ博士が考えたオリジナルのセル・アセンブリ仮説において反響回路(reverberating circuit)という名称で仮定された現象である。脳の中にそのような反響回路があるかどうかは未だ明確ではないが、それが幻肢の持続性に関係することは十分考えられる。

また正常な状況では、手足からの情報が安定して脳に入ることで、セル・アセンブリの活動も情報に対応するよう安定して制御されている。しかしそのような情報の入力が完全に消失すれば、セル・アセンブリの活動は不規則で不安定になり、その結果、幻肢は不安定となり、消失したり現れたりするのであろう。たしかに身体情報を人工的に作り脳へ入力させれば、幻肢も変化し安定するという事実がある。たとえば、それまで麻痺していた手を失った人は、幻肢の手も麻痺していると感じるが、麻痺している左手を切断され、その幻肢を感じている人に、バーチャルリアリティ・ボックスと呼ばれる箱の左右の穴に、正常な右手と無い左手(その腕部分のみ)を入れてもらう。この箱には工夫がしてあり、その中央部に手が写るよう鏡が立ててあるのだか、その鏡を見ながら正常な右手を幻の左手に重ねてもらうようにすると、錯覚が起き、右手だけを見ているにも関わらず、まるで両手が見えているように感じるという。つまり動いているのは右手であるにもかかわらず、左手もきちんと動いているように見えるのである。このようにして、麻痺しておらず「動いている」左手という身体情報を作り、視覚から脳へ入れてやると、麻痺していた左手の幻肢が自由に動くと感じられるようになるという。

ただし全ての幻肢が、経験により作られたセル・アセンブリが活動することで生じるわけではなさそうである。それは、生まれながらにして四肢を喪失している人達にも幻肢が生じることがあるからである。このことは、幻肢の全てが必ずしも経験に基づくものではないことを意味している。私たちの身体感覚は、ある程度は遺伝的に規定されているため、その感覚を生み出す情報が出生前から欠如していても、それを補う脳の働きがあるのかもしれない。

3 情報遮断による幻覚

幻肢という特異な情報表現を引き起こすメカニズムは、他の幻覚、つまり幻視や幻聴の一部にも共通するかもしれない。白内障や視覚伝達路の障害で失明したり視力が損なわれている人々の中には、時としてきわめてリアルな視覚体験をする人達がいる。このような症状はシャルル・ボネ症候群と呼ばれており、見えるものは人によりさまざまであるが、とても詳細で鮮明であり、実物としか思えないという。そのような幻視を自分でコントロールすることはできないが、眼を閉じると消える。また音を聞くための聴覚伝導路の障害で耳が聞こえなくなった人達も、さまざまな音を経験することがある。それらもやはり幻肢やシャルル・ボネ症候群と同様で、極めてリアルであり、過去のさまざまな聴覚経験も影響し、現れたり消えたりして、その時期は予期できないという。これら全てにも、やはりセル・アセンブリの変化と自発活動による情報表現が関係している可能性が高い。

要するに神経回路網とそこで働くセル・アセンブリは、入るべき正常な情報が入ってこなくなると、自ら情報を創り出してしまい、それがリアルな幻覚を体験させるらしい。しかしそれも脳が実際に表現している情報である以上、偽りの感覚である幻覚と現実の感覚との区別はきわめて難しい。「見た」「聞いた」という体験は、実はとても危ういことがわかる。

幻覚を実験的に起こすため、外界から脳へ入る情報のほとんど全てを一定の時間だけ人工的に消失させることもできる。視覚情報と聴覚情報を断つため、真っ暗な防音室に入り、しかも触覚情報も断つため、体温と同じ温度で身体がちょうど浮くような比重を持つ液体の中に浮かぶのである（図50）。そのようにして一時間も経つと、多くの人がリアルな幻覚を体験する。その内容はさまざまであり、

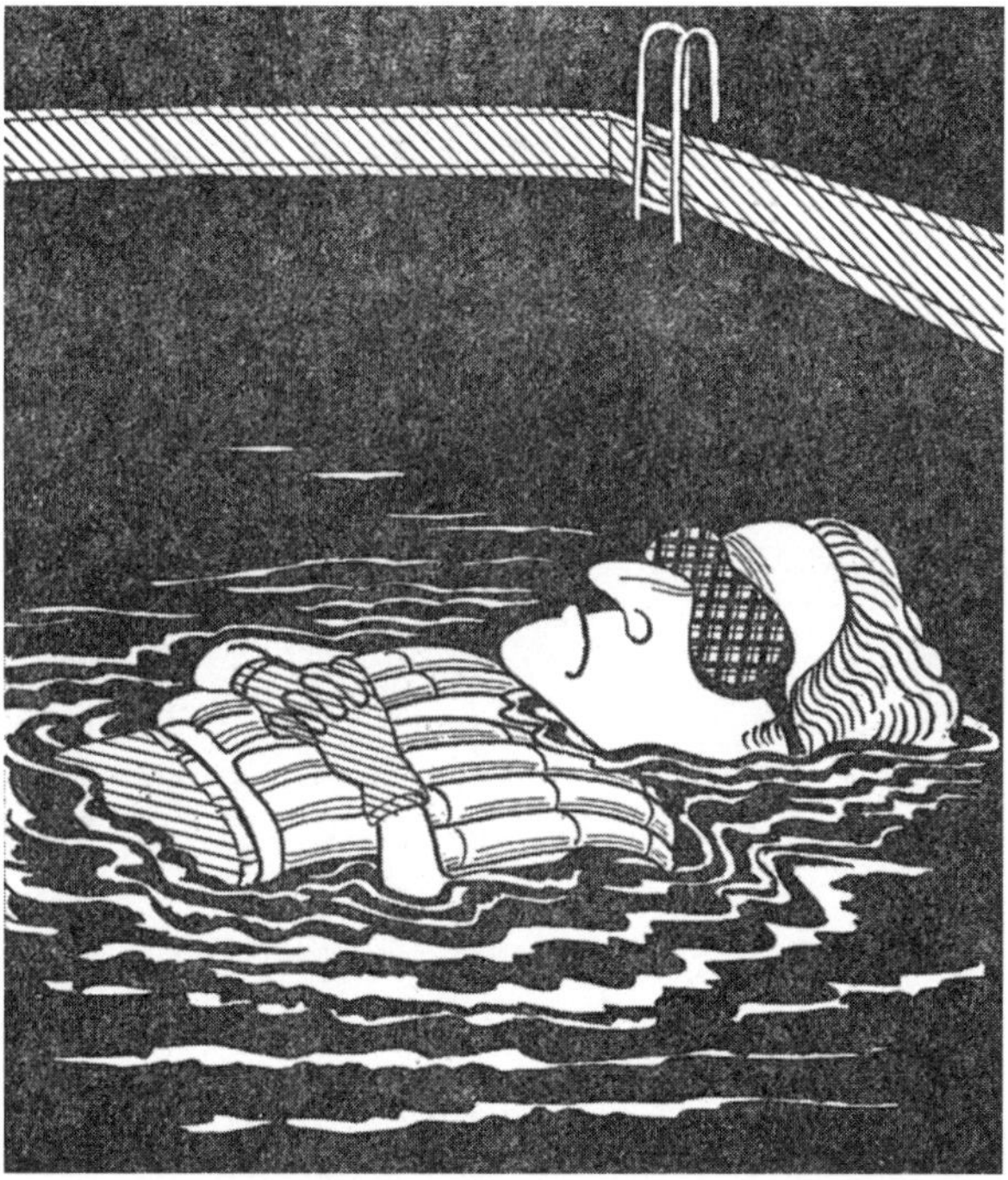

図50●感覚遮断実験の場面。中村希明（1978）を改変。

「赤ん坊の鳴き声が聞こえた」「昔住んでいた家のにおいがした」「たくさんの仏像が現れた」「宇宙人が近づいてきた」など、人により千差万別だという。このような実験を感覚遮断実験と呼ぶが、一時的な感覚遮断は、何も特別な実験室に入らなくても起こり得る。日常的に経験し得るような、単調で変化しない刺激にさらされ続ける状況は、ほとんど感覚遮断と同じ作用を脳に及ぼすからである。山道を一人歩き続ける登山家、真夜中の高速道路を走り続ける運転手、山奥で座禅する修験者などは、一種の感覚遮断状態にあると言える。たしかに、孤独な登山家は怪物の姿を見たり声を聞いたりするし、トラックの運転手は道路を横切る幽霊を見るし、修験者は仏の姿を間近に見るらしい。海で遭難し何日間も漂流した人は、漂流中にたびたび港の喧騒と人々の歓声を聞いたという。

4 薬物による幻覚

幻覚とは、情報を表現するセル・アセンブリが、入力情報が無いにも関わらず、あるいは通常とは異なる乏しい入力情報しかないにも関わらず、活動することにより生み出される。セル・アセンブリを構成するニューロンの活動は、伝達物資などシナプスで働く物資の生化学的な変化により生じるのであるから、そのような物質的な変化を直接引き起こせば、セル・アセンブリが活動し、幻覚も簡単に生じるはずである。たしかに幻覚を引き起こす起こす化学物質つまり薬物は多数存在している。

どの薬物がシナプス内のどの物質に働きかけることで幻覚を引き起こすかについては、ある程度わかっている。ＬＳＤやメスカリンは、伝達物資のノルアドレナリンやセロトニンに働きかけ、コカインはドーパミンの受容体に変化をもたらす。マリファナはカンナビノイドの受容体に、モルヒネやヘロインはオピオイドの受容体に、それぞれ結合し変化させる。しかしシナプスでの信号伝達は、きわめて多数の物資が絡み合った生化学的プロセスであり、いわば多数の物資がおりなす非常に複雑なハーモニーである（図51）。よく言われるような、ドーパミンは〜をしているとか、アセチルコリンが〜に関わっているという言い方は、シナプスでの信号伝達を極端に単純化しており、あまり望ましくない。いくつかの物質の働きを薬物により極端に変化させたとしても、脳が通常おこなっているような複雑なハーモニーによる情報表現を起こせるはずはなく、たしかに薬物による幻覚は、幻肢や感覚遮断による幻覚に比べ、きわめて奇妙であり、薬物以外では体験し得ないような特異なものが多い。例えばメスカリンやＬＳＤは、トンネル、らせん、クモの巣などの形に近い奇妙な幾何学模様を、ほとんどの人に見せるという。つまり薬物は、現実的でリアルな感覚を生じさせることは少なく、不自然で人工的な幻覚を生み出すことが多く、それはシナプスでの不自然な信号伝達を引き起こすことで、不自然なセル・アセンブリの活動が生じるからであろう。

またそのような薬物によるセル・アセンブリの混乱は、けっして一時的ではなく、回路網の恒常的

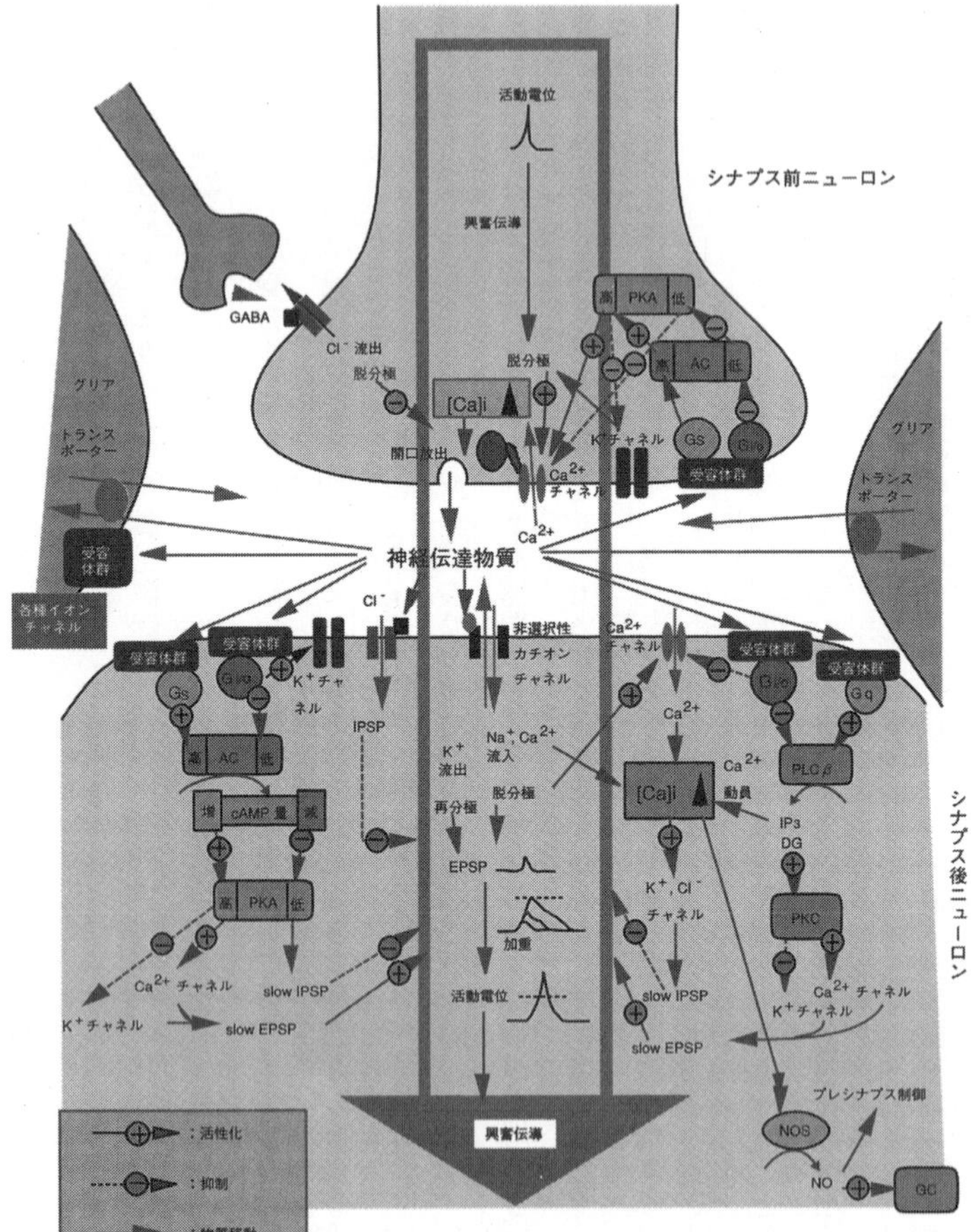

図51●シナプスでの信号伝達を示す「簡略図」。上が信号を伝えるニューロン、中央部分がシナプス、下半分が信号を受け取るニューロンを表す。『実験医学』別冊『用語ライブラリー 脳神経』（羊土社 1997 年刊）を改変。

な混乱を引き起こすこともある。シナプスでの生化学的プロセスが、薬物を断った後でも正常に働かなくなり、いつまでも幻覚が見えたり、精神病に近い症状を示し続けたり、あるいは時として本当の精神病になることも珍しくない。禁断症状という問題も往々にして生じる。シナプスでの生化学プロセスはまだ謎が多く、特定の物質の働きを変化させることで、回路網の活動にどのような変化が生じ、それがいつまで続くかについては、予測することがきわめて難しい。

第9章　たくましい脳とたくましい情報表現

1　脳と機械を分ける決定的事実

脳の情報表現とそれを支える神経回路網の特性について見てきた。そこには、コンピュータなどの機械とはまったく異なる、柔軟で個性的な脳の姿があったと思う。それでもなお、脳は複雑な機械に過ぎず、より高性能のコンピュータが登場すれば脳と同じ働きをなし得ると考える人もいるかもしれない。そこで、機械とは異なる脳の特性が一気に見えてくるような「決定的事実」について考えてみたい。

そのような決定的事実の一つが水頭症の患者さん達であろう。水頭症の人達は、出生前後から頭蓋骨内に脳脊髄液がたまるため、特に大脳半球が成長できず、成人になっても、一般人の数分の一、時には一割以下の大脳しか持たないことがある。そのような小さく薄い脳を見れば、だれでも大きな障害を、特にその知的能力の障害を予想する。しかし水頭症の人達は、感覚、運動、記憶、そしてそれらの総合である知性などに関し、ほんの少し障害を持つだけだったり、まったく正常だったり、時にはかつて *Science* 誌に紹介された大学生のように数学を専攻する秀才だったりするのである。どうしてそのような小さな脳でほぼ正常な働きが可能であるのか、今も不明である。そこで、関西大学のN・D・クック先生もその著書『ブレイン・コード』(紀伊國屋書店)で指摘しておられるように、ほとんどの研究者は「脳は時にはそんなこともできるのだ」と言ってお茶を濁すのであるが、しかしその一方では、相変わらず「大きく発達した大脳が人間の知性の源である」と平気で言い続けているのである。

はじめから小さい脳として作られれば、大きい脳と同様に働き得る—そこに、人間が作り上げてきた機械の延長上にはない脳の本質、すなわち脳独自の設計原理と情報表現の姿が現れているのである。同じ部品(ニューロン)を使いながら、それが十分の一になっても、設計次第でほとんど変わらない性能を出せるような情報処理装置が脳であると言えるが、もちろん現在そのような機械を作ることはできない。

2 再びセル・アセンブリ

少ないニューロンでも多数のニューロンと同じ量の情報を表現することは、情報表現の単位がセル・アセンブリであると考えれば可能となる。セル・アセンブリには、先の第二章と第三章で述べたように、アセンブリ間の部分的重複と、表現する情報の違いに応じた機能的シナプス結合の変化という、二つの特徴があったが、前者がカギとなる。つまり、たとえ少数のニューロンしかなくとも、重複部分を多くとることにより、多数のニューロンと同量のセル・アセンブリを作ることができる。

例えば、ニューロンの総数が一〇で、セル・アセンブリが三個のニューロンから作られるとする。この一〇個に通し番号を付け、重複を一つ以下のニューロンに限定すると、合計で一二個のセル・アセンブリを作れることがわかる（０１２、０３４、０５６、０７８、１３５、１４６、１７９、２３６、２４７、２５８、３８９、４５９）。しかし、三個全ての重複を許すと、最大限作り得るセル・アセンブリの数は、一〇から三つ選ぶ「重複を許す組み合わせ」、すなわち 10!/(3!(10−3)!)＝120 個へと飛躍的に増大する。もちろんこれは極端に単純化した例である。実際の脳には億のオーダーのニューロンがあり、しかも、ニューロンの死滅や、情報の類似性などの表現を考えるなら、適度にまばらな部分的重複（スパース・コーディング）を実際のセル・アセンブリは採用していると考えられる。しかし水頭症のように、はじめから少ないニューロンしかないという事態になった場合は、重複部分の大きいセル・アセンブリを作り、ニューロン間の機能的結合を素早く変化させることで、十分な量の情報表現を可能にしているのかもしれない。また、重複部分を大きくとるということは、一つ一つのニューロンが多くのセル・アセンブリの一員となるということであり、一つのニューロンが多くの役割を持つということでもある。つまり脳は、時として、その構成メンバーであるニューロン一つ一つの負担を重くすることにより、少ないメンバーでも全体として正常な情報表現を果たしていると考えられる。ここに、柔軟であると同時にたくましい脳の情報表現の姿が現れている。

3 機能代償と復元

同様の「決定的事実」をもう一つ挙げるならば、脳損傷の患者さんに見られる代償や補償、すなわち機能の復元かもしれない。水頭症は初めから小さく作られた脳であるが、すでに大きく成長した脳を、事故や病気でいきなり強制的に小さくすれば、たしかに正常には働かなくなる。しかし数ヶ月も経てば、かなりの機能が元に戻ることがある。従来、小さな損傷は機能的に復元し得るが大きな損傷はなかなか回復しないとか、若い脳ほど復元しやすく老人になると難しいなどと言われてきた。しか

し現在、そのような定説を覆す事実がいくつも見つかっている（詳しくは小暮・泉山（2001）を参照のこと）

例えば、生後七ヶ月の時に受けた外傷による脳内出血のため、左の大脳半球全体を損傷してしまった子供がいる。当然、左半球が担当している右半身の運動や感覚の機能はほとんど失われた。しかし損傷から二ヶ月経った時、右の手のひらをブラシで刺激し、その時の脳の活動を磁気共鳴画像で測定した結果が、図52に示す脳の断層写真である。右半球を見ると、白い点で表される活動部位がいくつも見られている。つまり、本来なら右手からの入力を受けるはずの左半球が損傷によりうまく働かなくなったため、右半球がその入力に反応し触覚情報を表現するようになったのであり、情報表現の場所が、反対半球にまで動くことがあるということがわかる。しかもこのような半球にまたがる大きな代償、つまり役割の交代が、損傷からたった二ヶ月後に生じたのである。この子供は、損傷から約一年後には身体を左右とも自由に動かし、他の子供と同様に元気に遊び回っているという。左半球が主に担当する言語機能もほとんど正常だという。

この子供の例では、一方の半球全体が大きな損傷を受けたが、もう一方の半球は無事残っていた。しかし一つしかない大きな部位が全て無くなってしまった例もある。三才の時の病気により、小脳をほとんど失った子供の例である。当然、小脳が果たしている平衡感覚、つまり身体全体のバランスをとることや姿勢を維持すること、および、歌うなどの自動的な運動の制御に障害が生じた。それらの

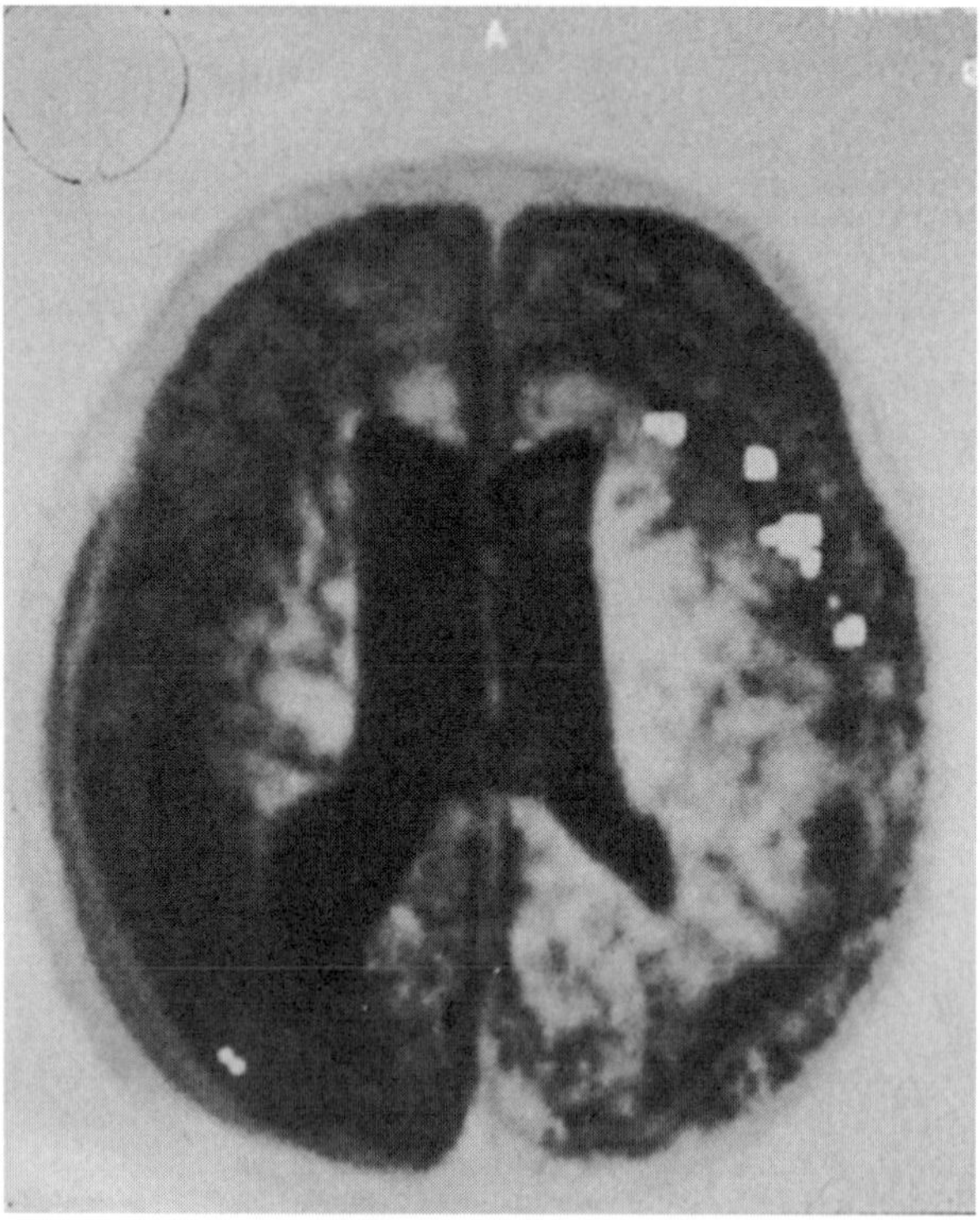

図52●脳損傷後に働く代償部位の活動。脳を上から撮影した断層写真で灰色部分が生き残った脳である。左半球はほとんど失われている。右手をブラシで刺激した際の活動領域を白い点で表している。小暮久也・泉山昌洋（2001a）より転載。

機能を担う小脳はもはやほとんど無いのであるから、機能代償も難しいはずである。しかしその子供は、その後も保育園で他の子供達と一緒に、不自由ながらも遊び回ったり歌ったりし、三年後には、外を走り回り、片足立ちをし、丸木橋を渡ることさえできるようになったのである（図53）。本来は小脳が担当するような運動情報の表現を大脳が担当するようになったためと考えられる。

4 老人の脳もたくましい

これまで紹介した二人の例は、いずれも小さな子供である。たしかに、若いほど機能代償は起こりやすいのかもしれない。しかし、老人の脳は子供に比べ機能代償が起こりにくいと安易に信じてしまうことは危険である。豊富な臨床経験を持っておられる神経内科の小暮久也・泉山昌洋両氏によると、老人では、脳は機能的に復元しているにも関わらず、それを表すための手足の筋力が衰えていたり、言葉をしっかり発するために必要な肺の機能が衰えているために、回復が行動に現れにくいことが多いという。そのような身体上の問題さえなければ、老人でも子供と同じように脳は復元し得るという。

例えば、すでに何回も脳梗塞（脳の血管がつまる障害）を繰り返していた六八才の男性が、ある朝大きな梗塞を左半球に起こしてしまい、言葉を発し制御するためのブローカ領野とその周辺部位を大

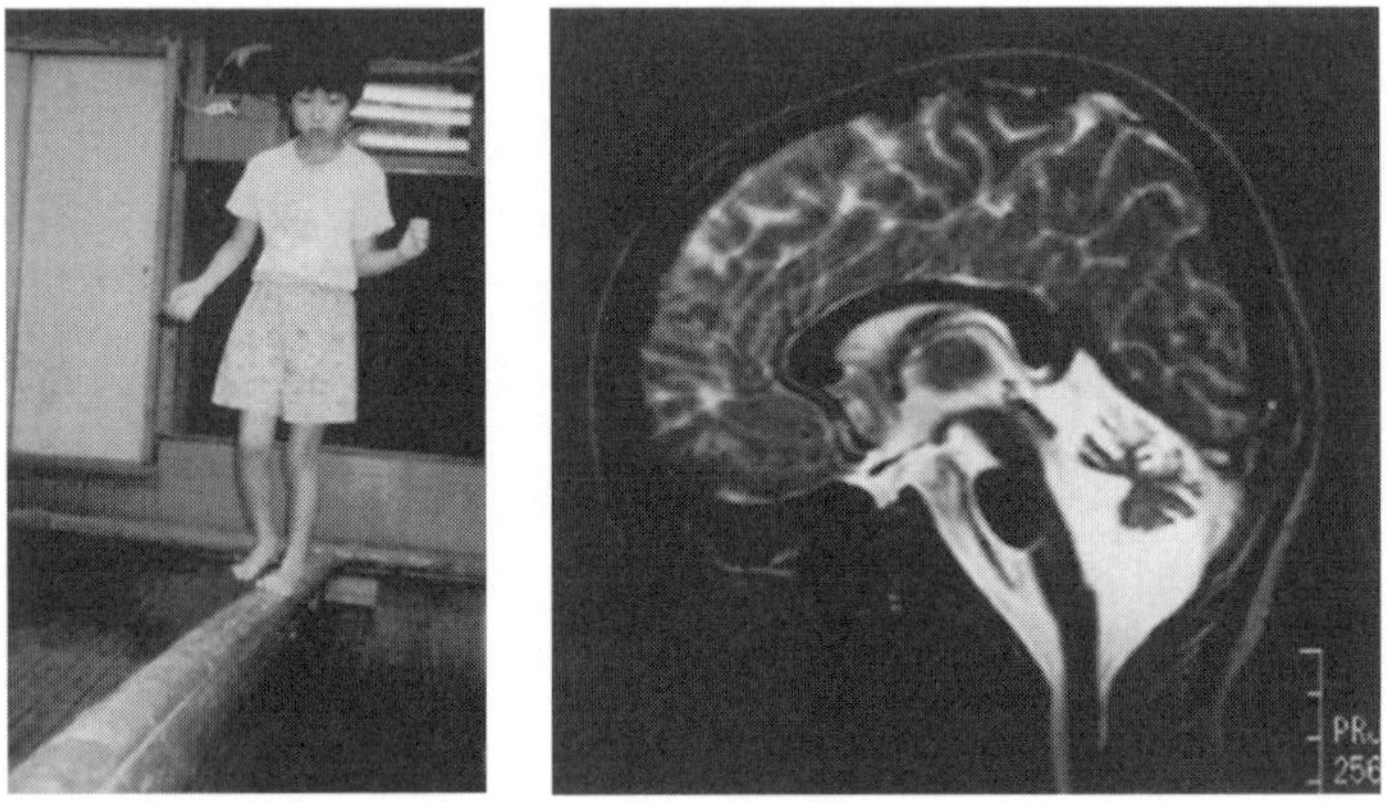

図53●左は、丸木橋渡りをしている子供（5才)。右は、その子供の脳を左横から撮影した断層写真。白い矢印で示す箇所が本来小脳があるべき場所であるが、萎縮してほとんどなくなっており、大部分は脳脊髄液で満たされている。小暮久也・泉山昌洋（2001a）より転載。

き損傷してしまった。その結果、意味不明の話しかできなくなり、右半身が麻痺しているため起きあがることもうまくできなくなった。しかしそれから二〇日も経たないうちに、起きあがって歩くことができるようになり、以前と同じように自分の畑を見回り始めたのである。三ヶ月を過ぎると、畑仕事を始め、言葉はやや不明瞭で言い間違いも多いが、ふつうの会話もできるようになった。言葉を発している時の脳活動を磁気共鳴画像で測定してみると、当然、言葉をあやつるはずの左半球のブローカ領野は、損傷されまったく活動していなかったが、右半球のほぼ同じような位置にある部位が活動していたという。先の子供の例（図52）と同じように、老人の脳でも、大脳半球にまたがる機能代償が起こり、情報表現の場所が大きく移動したのである。またやはり先の子供の例（図53）と同じように、小脳のほぼ全体を壊してしまった八五才の老人の例がある。損傷からしばらくは、歩くこともおぼつかなく、意識が遠のくことさえあったという。しかし損傷からわずか半年後には、歩くことだけでなく、部屋の掃除や食事の支度もできるようになり、庭に出て植木の手入れまでしているという。小脳全体を失っても、子供と同じように脳の大規模な復元が起きたのである。

さらにまた、やはり脳梗塞により左半球を大きく損傷してしまった六七才の主婦の例もある。この損傷により右半身は完全に麻痺し、言葉はまったく出てこなくなった。しかし損傷した時は春の農繁期であり、自分だけ寝ているわけにはいかないと、ベッドから落ちてははい上がることを続け、二ヶ月後には立ち上がり、三ヶ月後には杖をついて歩き、不完全ながらも話ができるようになった。半年後の秋には草むしりをしたり、バイクに乗って買い物にも行けるようになった。大好きな日本舞踏の練習にも復帰し、何と一年後には舞踏の発表会で優勝してしまったという（図54）。

このような機能代償の詳細なメカニズムはまだ不明である。図52で示した例のように、損傷した片半球が果たしていた情報表現を残った正常な半球が代償する場合もあるが、残った正常部位が常に代償してくれるとは限らない。ある部位が壊れたとき、どこがその機能を代償するかについては、まだほとんど予測できず、代償部位は脳自身がその都度決めているとしか言いようがないほど、ダイナミックに変遷するらしい（詳しくは小暮・泉山（2001a, b）参照）。

これまで述べてきたように、脳の情報表現の場所は固定されておらず、脳がおかれた状態や経験により大きく変化し得るが、ある部位が損傷されるというような緊急事態になると、直ちにニューロンと神経回路網は変化し、情報表現にとって最適な状態を試行錯誤しながら作り出すのかもしれない。ここにも、固い機械の延長上にはない脳独自の情報表現の姿が現れている。装置を働かせていた部品が急にしかも大量に無くなっても、しばらくすると他の部品が、本来の働きも続けながら、しかも時には他の部位と交代しながら、代役を果たすようになる姿である。

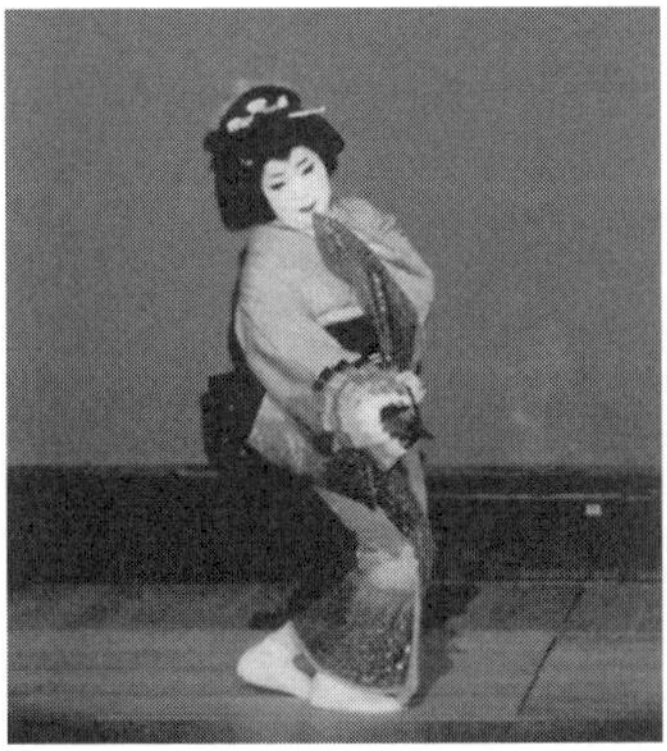

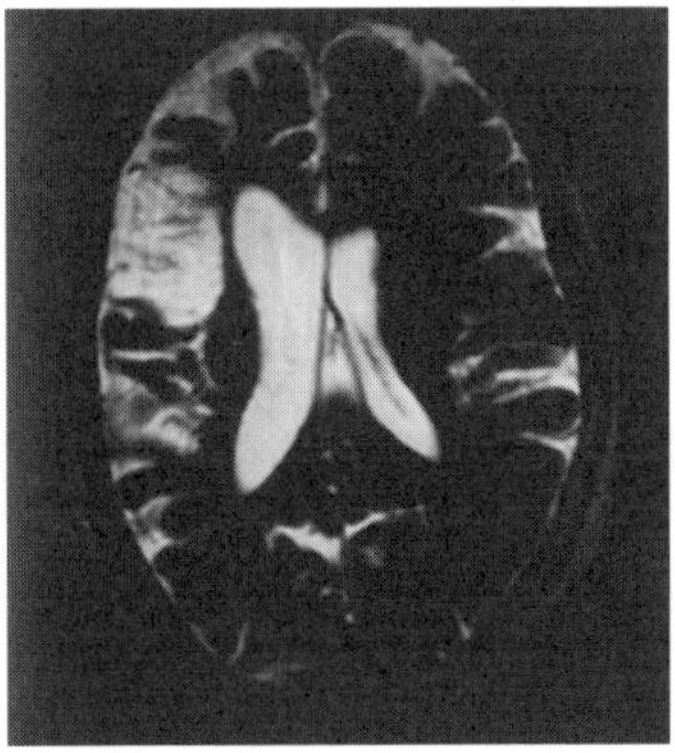

図54●左は、脳梗塞発症から１年後に開かれた舞踊の同門会で踊り優勝した女性（67 才）。右はその女性の脳を上から撮影した断層写真。左半球外側にある白い箇所が梗塞部分である。その内側にある白く長い部分は脳室（脳にある空洞部分）であり、大きく拡大していることがわかる。小暮久也・泉山昌洋（2001a）より転載。

5 脳の実験研究者が示すべきこと

脳を直接対象として実験している研究者は、これまで述べてきたような脳の本当の姿、つまり柔らかくダイナミックな情報表現を可能にしている脳の実態を引き出し、その実験事実を積極的に示さねばならない。そこからはじめて、理論系研究者による新しい脳のモデルや、工学系研究者による新しい情報処理装置が生まれてくるかもしれないからである。しかし残念ながら、多くの実験研究者はまるで機械のような脳のイメージしか示さないことが多い。断片的な実験結果から、「記憶は〜で作られる」とか「前頭葉は〜をしている」などという、何とも固定的で単純な部位―機能対応、つまり機能地図を提案したり、眼に入った情報は〜で分解されて〜へ送られ、そこで統合された後〜へ行き意味づけがなされ、さらに〜へ送られて行動へと変換される、などという、おいおいそれじゃ全然間に合わないだろうと言いたくなるような、機械の配線図かプログラムのフローチャートのようなモデルを提案したりしている。そのように固い脳のイメージを与えられると、理論研究者や、時には心理学者さえも、それに基づく固い脳のモデルを作っていまい、そのとおりにシュミレーションが動いたと言って喜び(そう動くようにプログラムを作ったのだから当たり前であるが)、それがまた保守的な実験研究者を喜ばせるという悪循環を生じさせてしまう。

自らの脳も柔らかくダイナミックに変化させながら、固い脳のイメージと頭の固い研究者を取り払い、脳が示す決定的な事実に素直に目を向け、さらに新しい事実をデータとして出していくことが、筆者を含め、脳の実験に従事する研究者の役割であろう。その役割を果たし続けていけば、脳の情報表現の実体、すなわち心の実体はいつか姿を現すはずである。

引用・参考文献（各章で引用した文献、および内容に直接関わる文献のみを挙げる）

第1章

Felleman, D. and Van Essen, D. C.（1991）Distributed hierarchical processing in the primate cerebral cortex, *Cerebral Cortex*, 1 : 1–47.

森寿・真鍋俊也・渡辺雅彦・岡野栄之・宮川剛他（2000）『脳神経科学イラストレイテッド』羊土社、東京。

ゼキ、S（2002）（河内十郎監訳）『脳は美をいかに感じるか』日本経済新聞社、東京。

第2章

Carlson, N. R.（1998）*Physiology of Behavior*, 6th ed. Allyn and Bacon, Boston.

櫻井芳雄（2002）『考える細胞ニューロン ― 脳と心をつくる柔らかい回路網』講談社、東京。

Hebb, D. O.（1949）*The Organization of Behavior - a Neuropsychological Theory*. Wiley, New York.

ミルナー、P・M（1993）「現代神経科学の先駆者ドナルド・ヘッブ」『日経サイエンス』三月号：一二四－一三二。

櫻井芳雄（1995）「ラットを用いた記憶の神経機構の研究 ― 動向と展望」『日本神経精神薬理学雑誌』一五：一三－二九。

Sakurai, Y.（1996）Population coding by cell assemblies - what it really is in the brain. *Neurosci. Res.*, 26 : 1–16.

Sakurai, Y.（1998）The search for cell assemblies in the working brain. *Behaviournal Brain Research*, 91, 1–13.

Sakurai, Y.（1998）Cell-assembly coding in several memory processes. *Neurobiology of Learning and Memory*, 70, 212–225.

櫻井芳雄（2000）「セル・アセンブリ仮説」『脳の科学』二三：八一－八六。

櫻井芳雄（2004）「セル・アセンブリによる神経情報の表現 ― 実験的検証に向けて」『蛋白質・核酸・酵素』四九：四六三－四七〇。

第3章

Olds, J. (1975) Unit recording during Pavlovian conditioning. In N. A. Buchwald & M. A. B. Brazier (eds.), *Brain Mechanisms in Mental Retardation*. pp. 201–233, Academic Press, New York.

櫻井芳雄（1998）「スパイク相関解析法」『医学のあゆみ』一八四：六〇七‐六一一。

櫻井芳雄（1998）「多数ニューロン活動の同時記録法」『脳の科学』二〇：一一三三‐一一三七。

櫻井芳雄（1999）「マルチニューロン活動の記録法」『脳21』二：七七‐八四。

Sakurai, Y. (1999) How do cell assemblies encode information in the brain? *Neuroscience and Biobehavioral Reviews* 23 : 785–796.

櫻井芳雄（2000）「多細胞同時記録実験の必要性と方法」『神経回路学会誌』七：三‐七。

櫻井芳雄（2000）「記憶情報をコードする動的神経回路を探る」『学術月報』五三：三八一‐三八六。

櫻井芳雄（2002）「多細胞同時記録実験の必要性とその実際」銅谷賢治・伊藤浩之・藤井宏・塚田稔（編）『脳の情報表現――ニューロン・ネットワーク・数理モデル』一五九‐一七二、朝倉書店、東京。

櫻井芳雄（2003）「マルチニューロン活動を記録するために」『脳の科学』二五：一九‐二六。

櫻井芳雄（2004）「マルチニューロン活動の記録――なぜ・どのようにして」『電子情報通信学会誌』八七：二七九‐二八四。

高橋晋・安西祐一郎・櫻井芳雄（2003）「独立成分分析を応用したマルチニューロン活動の解析」『脳の科学』二五：五三‐六〇。

第4章

Sakata, S., Kitsukawa, T., Kaneko, T., Yamamori, T. and Sakurai, Y. (2002) Task-dependent and cell-type specific Fos enhancement in rat neocortex during audio-visual discrimination. *European J. Neurosci.*, 15 : 735–743.

Sakurai, Y. (1992) Auditory working and reference memory can be tested in a single situation of stimuli for the rat. *Behav. Brain Res.*, 50 : 193–195.

Sakurai, Y. (1993) Dependence of functional synaptic connections of hippocampal and neocortical neurons on types of memory. *Neurosci Lett.*, 158 : 181–184.

櫻井芳雄（1993）「作業・参照記憶に関わる海馬―皮質系内の神経回路」『ブレインサイエンス最前線'94』五二－六八、講談社、東京。

Sakurai, Y.（1994）Involvement of auditory cortical and hippocampal neurons in auditory working memory and reference memory in the rat. *J. Neurosci.*, 14 : 2606–2623.

櫻井芳雄（1994）「音の記憶情報処理と動的神経回路」『イマーゴ』五：一〇二－一一二。

Sakurai, Y.（1996）Hippocampal and neocortical cell assemblies encode memory processes for different types of stimuli in the rat. *J. Neurosci.*, 16 : 2809–2819.

Sakurai, Y.（2002）Coding of temporal information by hippocampal individual cells and cell assemblies in the rat. Neurosci., 115 : 1153–1163.

Sakurai, Y., Takahashi, S. and Inoue, M.（2004）Stimulus duration in working memory is represented by neuronal activity in the monkey prefrontal cortex. *European J. Neurosci.*, 20 : 1069–1080.

Sakurai, Y. and Takahashi, S.（2006）Dynamic synchrony of firing in the monkey prefrontal cortex during working memory tasks. *J. Neurosci.*, 26 : 10141–10153.

Takahashi, S., Anzai, Y. and Sakurai, Y.（2003）Automatic sorting for multi-neuronal activity recorded with tetrodes in the presence of overlapping spikes. *J. Neurophysiol.*, 89 : 2245–2258.

Takahashi, S., Anzai, Y. amd Sakurai, Y.（2003）A new approach to spike sorting for multi-neuronal activities recorded with a tetrode-how ICA can be practical. *Neuroscience Res.*, 46 : 265–272.

外山敬介（1985）「インパルス―インパルス相関」『生体の科学』三六：四二二－四二五。

第5章

櫻井芳雄・八木透・小池康晴・鈴木隆文（2007）『ブレイン―マシン・インタフェース最前線』工業調査会、東京。

Chapin, J. K., Moxon, K. A., Markowitz, R. S. and Nicolelis, M. A. L.（1999）Real-time control of a robot arm using simultaneously recorded neurons in the motor cortex. *Nature Neuroscience*, 2 : 664–670.

ニコレリス、M・A・L、チェーピン、J・K（2003）（日経サイエンス編集部訳）「思考でロボットをあやつる」『日経サイエンス』二〇〇三年一月号：四二－五一。

Koike, Y., Hirose, H., Sakurai, Y. and Iijima, T. (2006) Prediction of arm trajectory from a small number of neuron activities in the primary motor cortex. *Neuroscience Res.*, 56 : 146–153.

Takahashi, S., & Sakurai, Y. (2005). Real-time and automatic sorting of multi-neuronal activity for sub-millisecond interactions *in vivo*. *Neuroscience*, 134 : 301–315.

Hochberg, L. R., Serruya, M. D., Friehs, G. M., Mukand, J. A., Saleh, M., Caplan, A. H., Branner, A., Chen, D., Penn, R. D. and Donoghue, J. P. (2006) Neuronal ensemble control of prosthetic devices by a human with tetraplegia. *Nature* 442 : 163–169.

Sakurai, Y., Takahashi, S., and Inoue, M. (2004) Stimulus duration in working memory is represented by neuronal activity in the monkey prefrontal cortex. *European Journal of Neuroscience*, 20 : 1069–1080.

入来篤史（2000）「知の鍵を握る「主観的身体イメージ」の生物学」『脳の科学』二二：二六五－二七四。

Lebedev, M. A. and Nicolelis, M. A. L. Brain-machine interfaces : past, present and future. *Trends in Neurosciences*, 29 : 536–546.

Owen, A. M., Coleman, M. R., Boly, M., Davis, M. H., Laureys, S. and Pickard, J. D. (2006) Detecting awareness in the vegetative states. *Science*, 313 : 1402–1403.

櫻井芳雄（2006）「マルチニューロン活動とブレイン－マシンインタフェース」『生体の科学』五七：二九二－二九七。

Sakurai, Y. (2006). Brain-machine interface to detect real dynamics of neuronal assemblies in the working brain. In Wu, J. L., Ito, K., Tobimatsu, S., Nishida, T. and Fukuyama, H. (Eds.). *Complex Medical Engineering*. Springer, pp. 407–412, Tokyo.

第6章

Amaral, D. G. and Witter, M. P. (1989) The three-dimensional organization of the hippocampal formation : a review of anatomical data. *Neuroscience* 31 : 571–591.

Huttenlocher, P. R., de Courten, C., Garey, L. J. and Van der Loos, H. (1982) Synaptogenesis in human visual cortex—evidence for synapse

elimination during normal development. *Neuroscience Lett*., 33 : 247–252.
津本忠治（1986）『脳と発達』朝倉書店、東京。
津本忠治（1993）「脳の発生・発達と可塑性」『別冊日経サイエンス』一〇七：二二－三二。

第7章

Jenkins, W. M., Merzenich, M. M., Ochs, M. T., Allard, T. and Guic-Robles, E. (1990) Functional reorganization of primary somatosensory cortex in adult owl monkeys after behaviorally controlled tactile stimulation. *J. Neurophysiol.*, 63 : 82–104.
Markowitsch, H. J. (1988) *Information processing by the brain*. Hans Huber Publishers, Toronto.

第8章

メルザック、R（1992）（立川孝治訳）「幻肢」『日経サイエンス』一九九二年六月号：一〇四－一一二。

ラマチャンドラン、V・S、ブレイクスリー、S（1999）（山下篤子訳）『脳の中の幽霊』角川書店、東京。

ラマチャンドラン、V・S（2005）（山下篤子訳）『脳の中の幽霊、ふたたび』角川書店、東京。

中村希明（1978）『怪談の科学』講談社、東京。

第9章

久保田競・宮井一郎（2005）『脳から見たリハビリ治療』講談社、東京。

小暮久也・泉山昌洋（2001a）「脳は蘇る ― 子供の脳も大人の脳も」『科学』七一：七一六－七二八。

小暮久也・泉山昌洋（2001b）「脳が治る時」小泉英明（編著）『育つ学ぶ癒す　脳図鑑21』四五九－四八九、工作舎、東京。

読書案内（引用・参考文献以外に、さらに理解を深める上で相応しい書籍を挙げる）

合原一幸『脳はここまで解明された』ウェッジ。

クック、N・D（久保田競・櫻井芳雄・大石高生・山下晶子訳）『ブレイン・コード』紀伊國屋書店。

久保田競・松波謙一・船橋新太郎・櫻井芳雄『記憶と脳』サイエンス社。

久保田競・宮井一郎『脳から見たリハビリ治療』講談社。

篠本滋『脳のデザイン』岩波書店。

津田一郎『ダイナミックな脳』岩波書店。

ブラック、I・B（長野敬・太田英彦訳）『脳は変化する』青土社。

フリス、U（冨田真紀訳）『自閉症とアスペルガー症候群』東京書籍。

山鳥重・河村満『神経心理学の挑戦』医学書院。

渡邊正孝『思考と脳』サイエンス社。

あとがき

最近、脳科学が流行っている。筆者が高校生か大学生だった数十年前にも脳ブームがあり、東京大学の時実利彦先生による『脳の話』（岩波新書）などが広く読まれていた。現在は第二次か第三次のブームらしいが、これまでと異なる点は、受験産業などコマーシャリズムとむすびついた、脳を鍛えるというドリル類の氾濫であり、テレビなどマスコミで人間と社会を論じている自称脳科学者、すなわち「脳文化人」の跋扈であり、正確な事実を調べることもなしに教育問題を論じ子供の脳が危ないなどと騒ぐ「学識者」の氾濫であり、そして何よりも脳関係の膨大な出版物の量である。公的な研究費（すなわち税金）を使い脳を研究している身からすると、脳に関する社会的な関心が広まり、脳科学への期待が高まることは、むしろ望ましい。しかし、現在のブームを支えている情報の氾濫や自称脳科学者の言動を見聞するたびに、望ましいなどとは言ってられない気持になる。膨大な出版物のほとんどは、科学的根拠に乏しい単なる作り話であり、特に脳文化人の類は、実際に脳の実験をしているわけではないため、論文や本から得た間接的な情報に基づき、いともたやすく人間や社会を論じ断定してしまっている。それらに共通していることは、脳の単純化であり、脳はかなりわかっているという思い込みである。もし脳を対象に真面目に実験しているならば、それがいかに厄介で難しい対象であるか痛感するはずであるが、本を読み考えるだけの人達には、その難しさがまったく実感できないのであろう。

現在、脳について間違いなく言えることは、情報表現という機能についても、それを支える神経回路網の構造についても、まだまだ未知だということであり、研究が進めば進むほど、未知な部分がどんどん現れてきているということである。遠くから眺めたときは低く単純に見えた山が、しだいに近づくにつれ、そびえ立つほど高く複雑な姿を見せてきたという状況である。今必要なものは、その超複雑な実態のほんの一端でも示し得る実験事実であり、本書でもそのような事実をいくつか紹介したが、それはいくらあってもまだまだ足りないのである。

しかし残念ながら、そのような実験に従事する研究者は、特に筆者の専門分野(バックグランド)である心理学においては、なかなか増えてこない。そもそも心理学は、心について実験しデータを出して研究するため一三〇年ほど前に誕生した新しい学問である。しかし、たった一三〇年ほどしか経っていないにも関わらず、最近は、偏狭な科学主義を脱するという名の下に、実験を軽視するかのような風潮もある。実験などせず、データを集め解析することもせず、本や論文を読み、やたらと研究会やらシンポジウムやらを開き、頭の中だけで心について考えようというわけであるが、それは脳文化人と同等であり、心理学の進展ではなく退行であり、心の科学的探求の消滅であり、もう一度一三〇年以上前に戻ることに他ならない。心を論じるだけの饒舌な評論家はもう十分である。

しかしまあ、たしかに実験できることには限りがあり、それは現在の技術が未発達だからであるが、実験事実だけでは物足りないという気持ちは、実際実験に従事している筆者もよく感じることであり、よく理解できる。本書はそのような物足りない実験事実に基づき書いたものであるため、内容もきわめて物足りないかもしれない。心を実際に見るには、まだまだ時間がかかりそうである。しかしそれでもなお、動物の飼育、電極の作製、外科的な手術、コンピュータのプログラミング、電子回路の工作、脳標本の作成と染色、などの技術にさらに磨きをかけながら、五〇肩と老眼にもめげず、実験を進めていくつもりである。それが脳を、そして心を、そして人間を本当に解明する手段だからである。

本書を書くにあたり、京都大学学術出版会の高垣重和氏には本当にお世話になった。ここにあらためて感謝したい。

最後に、本書を私の家族と横浜の亡き父といつも元気な母に捧げる。

二〇〇七年六月　梅雨の京都にて。

索　引

櫻井　芳雄(さくらい　よしお)

京都大学大学院文学研究科心理学研究室教授．科学技術振興機構戦略的創造研究推進事業研究代表者．医学博士．1953 年生まれ．京都大学大学院文学研究科博士課程中途退学．広島大学助手，富山医科薬科大学助教授，Johns Hopkins 大学客員助教授，科学技術振興機構研究員（兼任），京都大学霊長類研究所助教授，生理学研究所客員助教授（併任）を経て現職．

【主な著書】
『ブレイン–マシン・インタフェース最前線』（共著，工業調査会，2007 年），『知のたのしみ学のよろこび』（共著，岩波書店，2003 年），『考える細胞ニューロン』（講談社，2002 年），『記憶と脳』（共著，サイエンス社，2000 年），『脳の情報表現』（共著，朝倉書店，2002 年），『脳とワーキングメモリー』（共著，京都大学学術出版会，2000 年），『大脳辺縁系』（共著，ブレーン出版，2000 年），『ニューロンから心をさぐる』（岩波書店，1998 年）．

学術選書

心の宇宙⑥
脳の情報表現をみる　学術選書 030

2008年2月10日　初版第1刷発行

著　　者…………櫻井 芳雄
発 行 人…………加藤 重樹
発 行 所…………京都大学学術出版会
京都市左京区吉田河原町 15-9
京大会館内（〒 606-8305）
電話（075）761-6182
FAX（075）761-6190
振替 01000-8-64677
URL http://www.kyoto-up.or.jp

印刷・製本…………㈱太洋社

装　　幀…………鷺草デザイン事務所

ISBN978-4-87698-830-3
定価はカバーに表示してあります

学術選書 [既刊一覧]

＊サブシリーズ 「心の宇宙」→ 心 「宇宙と物質の神秘に迫る」→ 宇 「諸文明の起源」→ 諸

001 土とは何だろうか？ 久馬一剛
002 子どもの脳を育てる栄養学 中川八郎・葛西奈津子
003 前頭葉の謎を解く 船橋新太郎 心 1
004 古代マヤ 石器の都市文明 青山和夫 諸 11
005 コミュニティのグループ・ダイナミックス 杉万俊夫 編著
006 古代アンデス 権力の考古学 関 雄二 諸 12
007 見えないもので宇宙を観る 小山勝二ほか 編著 宇 1
008 地域研究から自分学へ 高谷好一
009 ヴァイキング時代 角谷英則 諸 9
010 GADV仮説 生命起源を問い直す 池原健二
011 ヒト 家をつくるサル 榎本知郎
012 古代エジプト 文明社会の形成 高宮いづみ 諸 2
013 心理臨床学のコア 山中康裕 心 3
014 古代中国 天命と青銅器 小南一郎 諸 5
015 恋愛の誕生 12世紀フランス文学散歩 水野 尚
016 古代ギリシア 地中海への展開 周藤芳幸 諸 7
017 素粒子の世界を拓く 湯川・朝永生誕百年企画委員会編集／佐藤文隆 監修
018 紙とパルプの科学 山内龍男
019 量子の世界 川合・佐々木・前野ほか編著 宇 2
020 乗っ取られた聖書 秦 剛平
021 熱帯林の恵み 渡辺弘之
022 動物たちのゆたかな心 藤田和生 心 4
023 シーア派イスラーム 神話と歴史 嶋本隆光
024 旅の地中海 古典文学周航 丹下和彦
025 古代日本 国家形成の考古学 菱田哲郎 諸 14
026 人間性はどこから来たか サル学からのアプローチ 西田利貞
027 生物の多様性ってなんだろう？ 生命のジグソーパズル 京都大学総合博物館 京都大学生態学研究センター編
028 心を発見する心の発達 板倉昭二 心 5
029 光と色の宇宙 福江 純
030 脳の情報表現を見る 櫻井芳雄 心 6
031 アメリカ南部小説を旅する ユードラ・ウェルティを訪ねて 中村紘一